AF589551

LETTRES

SUR

LA LITHOTOMIE,

Pour prouver la ſupériorité du Lithotome caché pour l'opération de la Taille, ſur tous les autres Inſtrumens qui ont été propoſés juſqu'à ce jour ; leſquelles contiennent pluſieurs Obſervations très-eſſentielles à la Chirurgie, & en particulier à l'opération de la Taille.

Par M. CHASTANET, ancien Chirurgien-Aide-Major des Camps & Armées du Roi, Correſpondant de l'Académie Royale de Chirurgie, Lieutenant de M. le Premier Chirurgien du Roi, Chirurgien-Aide-Major des Hôpitaux Militaires, & Maître en Chirurgie à Lille en Flandre.

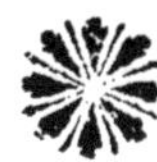

A LONDRES,

Et ſe trouve à Paris,

Chez D'HOURY, Imprimeur-Libraire de Mgr. le Duc d'ORLÉANS, rue vieille Boucleric.

M. DCC. LXVIII.

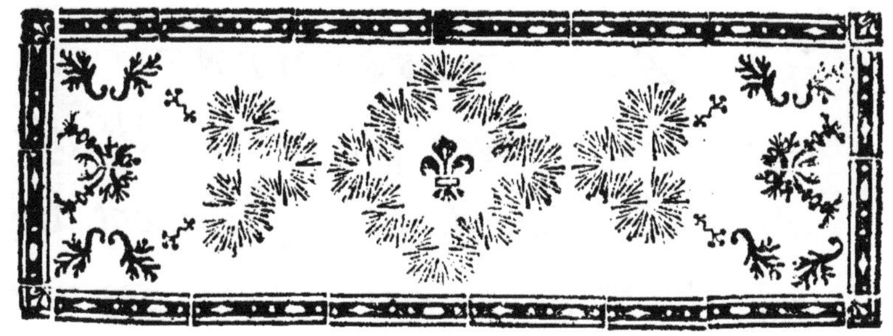

AVERTISSEMENT.

LES deux premières des trois Lettres suivantes, auxquelles M. Vandergracht a donné lieu, & qui contiennent la défense du Lithotome caché, ont déjà paru : mais comme l'Edition en est épuisée, & que plusieurs personnes ont témoigné à l'Auteur le désir de voir le tout réuni dans un seul volume, il a cru, en publiant la troisième Lettre, devoir faire réimprimer celles qui l'ont précédée ; d'autant plus que le Public *a paru lire avec plaisir la défense d'un Lithotome si universellement accueilli, & qui mérite de l'être par une infinité de succès.*

LETTRE PREMIERE

SUR LA

LITHOTOMIE.

QUOIQU'IL y ait long-temps que la haine & l'envie s'exercent contre moi & contre mes Œuvres, je n'y ai point fait autrement attention, ou j'en ai méprisé les traits ; mon amour propre en étoit même quelquefois flatté. La jalousie, disois-je, ne s'en prend point ordinairement à l'ignorance. J'avoue cependant d'avoir été sensible aux dernières calomnies, que la méchanceté de mes ennemis a sourdement répandues. Malgré cela, si ma réputation seule avoit été compromise, peut-être n'aurois-je point entrepris de me justifier. Mais l'on attaque en même temps l'excellence d'un Lithotome, dont toute la France admire & chérit la nouvelle invention. C'en est assez pour me déterminer à rompre le silence ; il y va du bien public. C'est aussi au Public que je m'adresse, c'est lui que je prends pour Juge.

Plusieurs Maîtres de l'Art se sont étudiés à perfectionner l'opération de la Taille, la plus dangereuse & la plus difficile de la Chirurgie. Nous devons beaucoup à leurs travaux & à leur génie créateur. Ils étoient parvenus à délivrer les Pierreux, sinon sans danger, du moins avec espérance de guérison. Mais la diversité des méthodes qu'ils ont imaginées, & qui ont eu constamment des Partisans & des Contradicteurs, prouve d'une manière sensible, que l'opération de la Taille n'étoit point encore portée au point de perfection dont elle étoit susceptible.

Cette précieuse découverte étoit réservée à un Frère Religieux, Chirurgien d'origine & d'éducation. C'est lui qui a enrichi l'Art du Lithotome caché ; instrument admirable, qui réunit à la fois tous les avantages des autres manières de tailler, sans exposer le malade à aucun des inconvéniens qui en sont inséparables. Ainsi l'on peut dire que l'opération de la Taille, dont le succès n'étoit que douteux avant l'invention du Lithotome caché, est devenue presque infaillible depuis que le Frère Cosme nous a communiqué ſa façon d'opérer, auſſi facile qu'ingénieuſe.

Je ne diſſimule point qu'elle trouva d'abord une foule de critiques. Les chefs de parti, guidés par l'amour-propre; les Praticiens, conduits par le préjugé, s'élevèrent contre l'utilité du Lithotome caché. Mais les uns ramenés par la raiſon, les autres par l'expérience, lâchèrent bientôt priſe, & rendirent hommage à l'Auteur d'une découverte qui lui aſſure l'immortalité. Des ſuccès nombreux ont depuis mis le comble à ſa gloire, & ne permettent plus de douter de la ſupériorité de cet Inſtrument ſur tous ceux qui ont été inventés juſqu'à ce jour.

Il faut un certain temps pour que ce qu'il y a de nouveau dans la Capitale, circule aux extrémités du Royaume. La première fois que je vis le Lithotome caché, je formai le deſſein d'examiner ſi les privilèges que la renommée lui attribuoit, étoient réels & certains. Je m'aſſociai à une Compagnie de Chirurgiens qui avoient conçu le même projet. Nous opérâmes de concert pluſieurs cadavres. Nous réitérâmes pendant deux ans nos épreuves, nos examens; & nous fûmes convaincus que les perfections du Lithotome du Frère Coſme ſurpaſſoit l'idée avantageuſe que nous nous en étions formée.

Après un noviciat aussi long, je crus pouvoir vouer au Public le nouveau talent que j'avois acquis, & m'annoncer comme Lithotomiste, comptant moins sur mes connoissances & ma capacité, que sur la bonté & la certitude de la méthode du Frère Cosme. Je supportois d'ailleurs impatiemment que des Lithotomistes de Lille dédaignassent, par un préjugé fatal à l'humanité, ou par des considérations plus condamnables, un Instrument merveilleux, qui faisoit par-tout ailleurs la consolation & la sûreté des malheureux attaqués de la Pierre. Car s'ils s'en étoient servis, ç'avoit éte pour lui faire jouer tour-à-tour les rôles que leur caprice & leur intérêt avoient successivement exigés.

Quoiqu'il en soit, un Pierreux ne tarda point à se présenter ; ce fut le nommé Auguste, âgé de sept ans & demi, fils de Henri Cantinier, au quartier de la Magdeleine. Depuis l'âge de deux ans & demi il étoit attaqué de la Pierre, source de douleurs violentes & d'une infinité d'accidens. A la première visite que je fis au mois de Juillet 1754, je proposai l'opération ; mais les Parens, inquiets sur la réussite, ne voulurent point alors s'y prêter.

Au mois de Décembre suivant, ils m'appelèrent de nouveau. Je trouvai le malade dans un état déplorable. Il ne dormoit plus depuis plusieurs jours. La Pierre irritoit si vivement la vessie, que toutes les parties du ventre en étoient dans une contraction violente. L'intestin rectum étoit poussé avec force bien loin au-delà de l'Anus. A ces accidens se joignit encore une hémorrhagie assez considérable de cet intestin. Alors les Parens acceptèrent l'opération que je leur proposai une seconde fois, non sans leur faire de vifs reproches de ce qu'ils m'avoient empêché de tailler leur enfant au mois de Juillet précédent, dans la belle saison, & tandis qu'il étoit beaucoup moins épuisé.

Que l'on me permette ici une réflexion. Voilà donc une Pierre existante dans la vessie, qui va faire périr le malade. Des accidens multipliés, une hémorrhagie mortelle, l'ont réduit à toute extrémité. Si je n'eusse consulté que l'intérêt de ma réputation, peut-être aurois-je reculé & abandonné le malade à son triste sort. Mais ses souffrances, le danger imminent où il étoit, me sollicitoient trop puissamment, pour ne point lui procurer les secours possibles. J'avois d'ailleurs tant de confiance dans la nouvelle méthode, que je ne différai l'opération que jusqu'au lendemain matin, persuadé que le Lithotome du Frère Cosme étoit fait pour opérer des miracles.

Un autre motif, le désir extrême d'accréditer à Lille la nouvelle méthode, & de confondre ses Censeurs, me détermina encore à opérer. Un succès que j'obtiendrois sur un mauvais sujet à tous égards, & dans la plus mauvaise saison de l'année, devoit leur en imposer & leur fermer la bouche. L'on n'auroit pu en effet attribuer une Cure aussi éclatante, qu'à l'excellence de la méthode du Frère Cosme.

Mon parti pris, j'appelai quantité de Chirurgiens, tous en état de m'aider de leurs lumières, mais qui n'étoient point également partisans de la méthode que j'allois pratiquer. M. Bastide, Chirurgien-Major de Royal, Dragons, partisan d'une méthode opposée, étoit un témoin non suspect. Je le priai de se trouver à mon opération, avec Mrs Payerne, Chirurgien-Major du Régiment d'Eu, Infanterie; Marchant, de celui de Bentheim; Plancque, de l'Hôpital Militaire de Lille; Prévot, Maître en Chirurgie; & Desombrages, Médecin de la même ville.

En travaillant ainsi à rendre le fait authentique, je ne faisois que suivre le penchant naturel que j'ai à ne travailler qu'au grand jour. Jamais je n'ai appréhendé que des yeux intelligens éclairassent mes opérations. Je connois cependant des Chirurgiens qui tiennent une conduite toute opposée; qui ont grand soin de chercher l'obscurité; qui n'opèrent qu'en présence d'un Confrère affidé, & qui engagent ensuite les Parens, à quelque prix que ce soit, à se taire sur le vice de leur opération. C'est une politique dont ils ont sans doute besoin. Elle cache la misère de leurs prétendues connoissances en Lithotomie; & la longue expérience, dont ils se targuent avec tant d'orgueil, n'est qu'un piège qu'ils tendent à la crédulité publible. Je laisse à penser s'il n'est point de la prudence de se défier de ces Opérateurs clandestins, qui dérobent si soigneusement leurs traces aux regards des Experts de l'Art; & je reviens à mon sujet.

Les Spectateurs que je viens de nommer assemblés, je plaçai mon malade dans la situation horisontale (1). Je l'opérai, &

(1) Cette situation est de la méthode du Frère Cosme, qui en est également l'inventeur; elle a des avantages si réels, qu'il est inutile de s'y arrêter. On peut là-dessus avoir recours à ce qu'il en dit dans son Recueil, *&c.*

je tirai, avec une extrême facilité, une Pierre grosse comme un œuf de pigeon, & du poids d'une demi-once, en portant simplement mon Lithotome au septième degré d'écartement. Les spectateurs furent enchantés, & rendirent justice à la méthode. M. Bastide lui-même ne put s'empêcher d'entretenir en particulier M. Prévot, l'un des Chirurgiens consultans, de la facilité avec laquelle j'avois exécuté l'opération : cette circonstance méritoit ici une place. Enfin, les suites de l'opération furent si heureuses, qu'après dix-neuf jours le malade fut parfaitement guéri, malgré la rigueur de la saison, malgré le trouble que l'irritation de la Pierre avoit eu le temps de causer dans l'économie animale. Tant d'obstacles vaincus sans résistance, justifient bien que la méthode du Frère Cosme réunit le double avantage, d'être facile à exécuter, & prompte à guérir.

L'honneur de cette cure me flatta moins que l'espérance de ramener par-là les Censeurs Lillois à la façon commune de penser. Quelle honte y avoit-il pour eux de convenir de bonne foi qu'ils s'étoient trompés sur le sort du Lithotome caché ? Une plus longue résistance pouvoit seule ternir leur réputation, s'il est vrai que l'opiniâtreté ſoit l'effet de la petiteſſe de l'eſprit. Tous mes efforts ayant néanmoins été infructueux, je pris le parti d'inſtruire le Public (par une Lettre imprimée dans le Mercure de France, mois de Mars 1755, page 124) que je taillois à la méthode du Frère Coſme ; & je lui donnai en même temps l'hiſtoire de ma première Taille, telle que je viens de la tracer.

L'excès de mon zèle ne fit qu'irriter mes jaloux. Dès-lors ils formèrent le noir projet de décréditer ma première opération. Comment y parvenir ? Il y avoit un moyen tout ſimple. Si ma cure n'avoit point été auſſi complette que le mercure l'avoit annoncée, rien ne les empêchoit de ſe ſervir de la même voie pour me démentir. Mais la calomnie n'aime point le grand jour ; elle forge ſes traits dans les ténèbres, & prend des meſures traîtreſſes pour parvenir à ſon but. Quelle indigne reſſource ! Mes ennemis, n'en ayant point d'autre, furent forcés d'y recourir, & furent aſſez méchans pour l'employer.

Ils commencèrent par inſinuer ſourdement que j'avois eſtropié mon malade, & qu'il étoit reſté fiſtuleux de la Taille que je lui avois faite. Ils fomentèrent enſuite par eux-mêmes, & par leurs émiſſaires, les faux bruits qu'ils avoient ſemés. Je n'en voulus d'abord rien croire. Je ne pouvois concevoir qu'il y eût des hommes aſſez pervers & aſſez imbécilles, pour débiter & ſoutenir une impoſture, de la fauſſeté de laquelle un chacun pouvoit ſe convaincre, en jettant les yeux ſur celui que j'avois parfaitement guéri. Ma ſécurité me coûta cher. La calomnie trouva accès chez des perſonnes reſpectables ; mais trop crédules, & prit au point, que pluſieurs Pierreux me déſertèrent. Ce qu'il y a de plus criant, c'eſt qu'on a rendu l'Inſtrument du Frère Coſme complice du défaut que l'on imputoit à mon opération.

Je n'entrerai point dans le détail des baſſeſſes & des indignités que mes ennemis ont miſes en uſage pour donner du corps à leur calomnie ; je ne leur en ferai même aucun reproche. Leurs remords me vangent aſſez, s'ils en ſont ſuſceptibles ; & s'ils ſont parvenus à les étouffer, ils ſont perdus d'honneur & de probité. Je les abandonne à leur mauvais ſort. S'ils proſpèrent, ils ne jouïront que de la proſpérité des méchans.

Je ne dirai que deux mots pour faire tomber la calomnie, & déſabuſer ceux qui ont eu la facilité d'y croire. Auguſte eſt vivant ; il demeure toujours au quartier de la Magdeleine ; il eſt dans l'état où je l'ai laiſſé dix-neuf jours après l'opération. Allez & voyez ; il n'eſt pas plus eſtropié que tous ceux qui n'ont jamais été accidentés de la Pierre. Ou, ſi vous ne voulez point vous en donner la peine, liſez du moins le certificat que je vais tranſcrire ; la vérité y parle par la bouche de huit Chirurgiens de poids.

CERTIFICAT.

Nous ſouſſignés, ayant été requis par M. Chaſtanet, Correſpondant de l'Académie Royale de Chirurgie, Chirurgien-Aide-Major des Hôpitaux Militaires, & Maître en Chirurgie à Lille, de nous trouver aujourd'hui 7 Avril 1756, deux heures de relevée, à l'Hôpital Militaire, où le ſieur Chaſtanet nous a dit que le 21 Décembre 1754 il avoit taillé, avec le Lithotome caché du Frère Coſme, le nommé Auguſte, âgé de ſept ans & demi, fils de Henri Cantinier, au quartier de la Magdeleine, à Lille ; que par cette opération, il avoit tiré une Pierre de la groſſeur d'un œuf de pigeon, & du poids d'une demi-once. Les ſuites de cette taille ayant été auſſi heureuſes qu'on pouvoit le deſirer, cet enfant avoit été parfaitement guéri au bout de dix-neuf jours. Que cependant ledit ſieur Chaſtanet avoit appris avec douleur, que depuis quelque temps il s'étoit répandu un bruit dans la ville, que cet enfant étoit resté fistuleux; ensorte que cette calomnie commençant à s'accréditer dans le Public, il ne pouvoit qu'en résulter une tache à son honneur & à sa réputation. Que nous ayant proposé de nous conduire chez ledit sieur Henri pour visiter cet enfant, il requéroit ensuite Acte de l'état où nous l'aurions trouvé.

En conséquence nous nous sommes transportés au quartier de la Magdeleine, chez le sieur Henri Cantinier; lequel nous ayant représenté le petit Auguste, son enfant, nous l'aurions visité & trouvé une cicatrice à la peau parfaitement consolidée, s'étendant depuis le col de la vessie, jusqu'à la tubérosité de l'ischion, sur le progrès du muscle accélérateur gauche. Cette cicatrice étoit le produit de la Taille que lui avoit faite le sieur Chastanet; ce qui nous a été certifié véritable par le sieur Plancque & par le sieur Prévot, qui furent tous les deux présens à ladite opération.

Nous ne pouvons refuser au sieur Chastanet d'attester, que jamais opération de Taille n'a mieux réussi que celle qu'il a faite audit Auguste, lequel jouit présentement d'une parfaite santé, & qu'il ne lui reste aucune incommodité résultante de l'opération;

pération ; ce qui fait tout-à-la-fois la honte des calomniateurs, & l'éloge de l'adresse & de la capacité du sieur Chastanet ; ce que nous certifions véritable. Fait à Lille, ce 7 Avril 1756. Signés, *GUFFROY, Lieutenant de M. le premier Chirurgien du Roi ; PLANCQUE, Chirurgien-Major de l'Hôpital Militaire ; DAGEST, Chirurgien-Major du Régiment de Bourbonnois ; C. J. VINCHANT, l'aîné ; J. F. VINCHANT, le jeune ; ROBERT ; L. L. PRÉVOT ; A. WAROCQUIER, Maîtres en Chirurgie, à Lille.*

LA calomnie & mes calomniateurs ainsi confondus, ma justification est complette. Mais s'il pouvoit rester quelques doutes sur l'excellence du Lithotome caché, j'ose me flatter qu'ils disparoîtront après le détail d'une cure récente, que je peux appeler le triomphe de cet admirable Instrument. Je ne crains point qu'elle me soit contestée ; je dis plus, l'on n'oseroit nier que le malade ne doive la vie à mon opération.

Dans le courant du mois d'Avril 1756, je fus demandé chez le nommé Pierre-Joseph Sance, facteur de *Guy*, demeurant dans la cour des Bons-Enfans, en cette ville, pour y voir Philippe-Joſeph Sance, ſon fils, qui ſe plaignoit d'une incontinence d'urine, accompagnée de douleurs fort aiguës dans la région de la veſſie. J'interrogeai d'abord le malade ſur les ſymptômes de la Pierre, & je fus fort étonné d'apprendre qu'il avoit déjà été taillé deux fois infructueuſement. Le Lithotomiſte qui l'avoit opéré, n'avoit pu le délivrer de la Pierre. Deux fois il avoit tenté d'y parvenir, deux fois l'épreuve avoit été fatale au malade.

La première opération lui avoit été faite au mois de Mai 1754. Quoique la tenette de l'Opérateur eût pénétré dans la veſſie, il n'en avoit tiré que quelques petits fragmens d'une Pierre aſſez groſſe, faiſant la totalité du corps étranger; &, après pluſieurs tentatives, il avoit renoncé à la gloire de l'extraire en entier. Le fils de Sance n'en fut pas quitte pour les douleurs de l'opération manquée, il reſta fiſtuleux; & l'incontinence ſe joignant dès ce moment à la fiſtule, rendit ſon état plus triſte qu'auparavant.

La ſeconde taille lui avoit été faite cinq ſemaines ou environ après la première, ſur la promeſſe de l'Opérateur qu'il le délivreroit de la Pierre, & le guériroit de la fiſtule. Mais il ne fut pas plus heureux que la première fois. Il eut beau faire, la Pierre fut rebelle à l'extraction, & refusa constamment d'accompagner & de sortir avec la tenette. Pour comble de malheur, la seconde opération, bien loin d'emporter la première fistule, en produisit une seconde que l'Opérateur pansa inutilement pendant quatre mois.

Il n'en falloit point davantage pour lasser la constance du malade, & faire avouer à l'Opérateur son insuffisance. Il proposa néanmoins une troisième épreuve; mais il ne lui fut pas possible d'y déterminer le père & la mère, qui prirent la résolution de laisser expirer leur enfant, sans qu'on pût leur reprocher d'avoir consenti à ce qu'il fût mis derechef à la torture.

Sa dernière heure approchoit, lorsqu'ils prirent le parti de m'appeler deux ans après ou environ, &, comme j'ai déjà dit, au mois d'Avril 1756. Son état excitoit la pitié. A peine dormoit-il une heure chaque nuit. Des douleurs presque continuelles lui faisoient jetter des cris si perçans, que les voisins en étoient incommodés. Une fièvre lente qui redoubloit le soir, des frissons irréguliers, un cours de ventre séreux, une incontinence d'urine qui n'avoit point discontinué depuis la première Taille, ou plutôt il ne sentoit plus ses urines paſſer, elles ſe filtroient ſans ceſſe au travers des deux fiſtules, & le peu qu'il en ſortoit par les voies naturelles ne ſe faiſoit que peu ou point remarquer : tant d'accidens réunis avoient fait tomber peu à peu le fils Sance dans le deſsèchement & dans le maraſme.

Il ne paroiſſoit pas poſſible de le tirer de cet état pitoyable. Quelle apparence en effet de tenter l'extraction de la Pierre qui précipitoit ſa dernière journée ? Ce n'eſt pas que je craigniſſent le ſort du premier Opérateur ; non. Le vice de ſon opération m'étoit connu ; & les deux fiſtules, placées ſur les progrès de ſon inciſion, annonçoit aſſez le peu de réuſſite que ce Lithotomiſte devoit naturellement avoir. Mais j'appréhendois l'extrême foibleſſe du malade, & la double fiſtule que je ne pouvois comprendre dans mon opération. D'un autre côté, j'étois ſi pénétré des avantages & des reſſources du Lithotome caché, que je ne déſeſpérois pas qu'il pût être ſon ſauveur. Si je ne l'opérois point, la mort étoit certaine ; ſi je le taillois à la méthode du Frère Coſme, il pouvoit guérir. J'entrepris l'opération.

Mais afin que mon zèle & ma charité ne tournaſſent plus cette fois à mon déſavantage, je pris la précaution d'aſſembler plusieurs Chirurgiens, pour constater, avant tout, l'état du fils Sance. Ils le firent; après quoi, ayant placé mon malade dans la situation horisontale, je l'opérai devant eux. Je portai mon Lithotome au neuvième degré d'écartement, & je tirai, sans difficulté & très-promptement, une Pierre grosse comme un petit œuf de pigeon allongé, du poids de deux dragmes & demi. A peine l'opération fut-elle achevée, que le fils Sance rendit, pour la première fois depuis deux ans, un gobelet d'urine par les voies naturelles. La joie s'empara de son cœur à la vue du corps étranger qui lui avoit causé tant de peines & tant de souffrances. Il rendit publiquement témoignage du peu de douleur qu'il avoit ressenti pendant mon opération; & les Chirurgiens spectateurs, dresèrent le certificat & le procès-verbal de tout ce qu'ils avoient vu & remarqué.

Peu après l'opération, un sommeil naturel appésantit la paupière du malade jusqu'au soir que je le visitai; ce qui me fit concevoir les espérances les plus flatteuses. Il se rendormit ensuite, & ne se réveilla que le lendemain matin. La nature, se trouvant à l'aise & débarassé du corps étranger qui l'accabloit, s'abandonna conſtamment, pendant toute la cure, à un ſommeil ſi paiſible & ſi profond, qu'à peine pouvoit-on réveiller le fils Sance une ſeule fois pendant la nuit, pour lui donner ſes alimens.

La fièvre diſparut avec les douleurs; le cours de ventre s'arrêta: & quoique le malade fût à la diète, l'on voyoit ſenſiblement ſon viſage ſe décraſſer & reprendre du coloris. Enfin, les urines ceſsèrent de paſſer par la plaie le ſixième jour, & le douzième elle fut parfaitement cicatriſée.

Reſtoit à terminer les deux fiſtules réſultantes des deux prémières opérations: l'une étoit placée à l'urèthre, & paroiſſoit fournir ſeule l'urine qui s'échappoit: l'autre étoit placée un demi-pouce plus bas, ſur la même ligne, & à côté du rectum; dont elle étoit ſi voiſine, que les Chirurgiens conſultans avoient été extrêmement ſurpris que cet inteſtin n'eût point été entamé. J'ai réuſſi, & rien ne manque au triomphe de la méthode du Frère Coſme. Sans ajouter à l'effet du Lithotome caché, qu'un peu de colophone en poudre ſur les fiſtules, la première fut cicatriſée le vingt-ſixième jour, & la ſeconde le quarante-neuvième jour après mon opération.

Que l'on ne me fasse point l'injure de croire que je veuille quêter des éloges, & la confiance des pierreux ; je le répète, le bien public est mon but. C'est au Lithome caché dont je publie les succès, plus que les miens, auquel j'aspire de faire ici des partisans, pour l'avantage de l'humanité. Bien loin qu'un sordide intérêt me guide, j'annonce avec plaisir que cet Instrument a réussi à Lille, à Tournai, en d'autres mains que les miennes. M. Plancque, M. Robert, M. Maisonfort viennent de tailler, les deux premiers à Lille, le troisième à Tournai, à la méthode du Frère Cosme, & leurs opérations ont été suivies d'une prompte guérison. Je dirai même que tous les Chirurgiens peuvent avec confiance être Lithotomistes, à la suite du Frère Cosme. Il a tiré la Taille de la classe des opérations qui demandent une étude particulière, & des talens distingués. En un mot, elle n'a plus rien de merveilleux que l'Instrument avec lequel elle s'exécute. Puisse l'habile Artiste qui l'a inventé, avoir la satisfaction de jouir long-temps de cette consolante idée, que personne ne s'est rendu plus que lui utile à la société.

CERTIFICAT.

NOUS soussignés, déclarons nous être assemblés aujourd'hui lundi 12 Avril 1756, à la réquisition du sieur Chastanet, Chirurgien-Aide-Major des Hôpitaux Militaires, & Maître en Chirurgie à Lille, chez le sieur Pierre-Joseph Sance, Facteur de Guy, demeurant dans la cour des Bons-Enfans audit Lille; où sa femme nous a déclaré qu'au commencement du mois de Mai 1754, le sieur Wandergracht, Maître en Chirurgie, & pensionné de Messieurs du Magistrat pour la Lithotomie, avoit taillé Philippe-Joseph Sance, son fils, âgé alors de huit ans & demi; mais que cette opération n'avoit nullement soulagé ce pauvre enfant, puisque le sieur Wandergracht, malgré des efforts réitérés, n'avoit pu tirer que quelques morceaux de pierre, & avoit été obligé de laisser dans la vessie, celle qui faisoit la totalité du corps étranger. Ladite Sance ayant remis, en présence de tous les Consultans, tous les petits fragmens tirés par le sieur Wandergracht, entre les mains du sieur Vinchant, Maître en Chirurgie; lequel ayant ouvert le papier, nous avons trouvé deux morceaux des débris d'une Pierre, dont chacun est aussi gros que la moitié d'une feve de haricot : trois autres morceaux des mêmes débris, gros chacun comme la moitié d'une lentille, & huit petites parcelles grosses chacune comme la tête d'une moyenne épingle ; lesquels fragmens pèsent tous ensemble vingt-huit grains.

Ladite Sance nous a dit aussi, qu'environ un mois ou cinq semaines après ladite opération, le sieur Wandergracht, ayant reconnu qu'elle seroit infructueuse, lui en avoit fait souffrir une seconde ; mais que, par cette dernière opération, il n'avoit tiré ni Pierre, ni fragmens ; ensorte que le malade a souffert inutilement ces deux opérations, puisqu'il n'a pu, par leur moyen, être délivré de la Pierre : au contraire, ayant resté toutes les deux fistuleuses, elles n'ont fait qu'aggraver ses souffrances, & le réduire dans l'état le plus triste qu'on puisse imaginer. C'est ainsi que ce pauvre petit malheureux a langui l'espace de deux ans, & jusqu'au moment qu'on a appelé le sieur Chastanet, qui, par un acte de charité, l'a opéré à la méthode & avec le Lithotome caché du Frère Cosme ; ce qu'il a fait devant nous aujourd'hui 12 Avril 1756, avec beaucoup de prudence & de dextérité : Que par cette opération il a tiré sans peine, & avec beaucoup de facilité, une Pierre du poids de deux dragmes & demi, de la figure d'un œuf de pigeon, & à peu près de la même grosseur ; ce que nous certifions véritable, & en foi de quoi avons signé.

Fait à Lille, ce 12 *Avril* 1756. Signés, *PLANCQUE, Chirurgien-Major des Hôpitaux Militaires ; DAGEST, Chirurgien-Major du Régiment de Bourbonnois ; VINCHANT, le jeune ; PRÉVOST ; ROBERT & WAROQUIER, Maîtres en Chirurgie à Lille.*

N. B. J'ai taillé, depuis l'impression de cette Lettre, le nommé ANDRÉ-JOSEPH LE FER, âgé de onze ans, fils dudit LE FER, Batellier de la Basse-Deûle. La Pierre m'ayant paru assez grosse, je mis mon Lithotome au onzième degré d'écartement, & je tirai très-facilement une Pierre du poids d'une once. J'ai fait cette opération le 8 du présent mois de Juin, en présence de Mrs ROBERT ; PRÉVOST ; VINCHANT, le jeune ; LA BUISSIERE ; & WANSTIWOORT, tous Maîtres en Chirurgie à Lille ; PLANCQUE, Chirurgien-Major des Hôpitaux Militaires ; & DIRAT, Médecin de la même ville.

Le malade n'a éprouvé depuis l'opération, ni fièvre, ni douleur ; la plaie se réunit à vue d'œil, & je compte qu'il sera incessamment guéri.

LETTRE II,

De M. Chastanet, *ancien Chirurgien-Aide-Major des Camps & Armées du Roi, Correspondant de l'Académie Royale de Chirurgie, Lieutenant de M. le premier Chirurgien du Roi, Chirurgien-Aide-Major des Hôpitaux Militaires, & Maître en Chirurgie à Lille en Flandre;*

A M. Cambon,

Ancien Chirurgien-Major du Régiment de Caramant, Dragon, premier Chirurgien de S. A. R. Mad. la Princesse Charlotte de Lorraine, *&c.*

Pour servir de réfutation à une Lettre de M. Vandergracht, *Maître Chirurgien & Lithotomiste pensionné pour la ville de Lille, insérée dans une Brochure, ayant pour titre :* Lettre de M. le Cat, *Ecuyer, Docteur en Médecine, Chirurgien en Chef de l'Hôtel-Dieu de Rouen, &c. à M.* Dumont *fils, Maître en Chirurgie, Lithotomiste & Oculiste à Bruxelles, sur l'opinion de l'adhérence des Pierres à la vessie, & autres erreurs ou imputations contenues dans une Brochure de Bruxelles.*

MONSIEUR,

J'ai lu la Lettre du sieur Vandergracht. On peut l'apprécier en deux mots. La cabale l'a dictée ; l'ignorance a tenu la plume. Mais ce n'est point assez. Si la Lettre n'étoit que maussade, je me contenterois d'en rire avec vous ; mais elle attaque méchamment le Lithotome caché ; elle attaque indignement ma réputation, & tout m'oblige à repousser avec force l'imposture qui s'annonce au Public avec tant d'effronterie.

Le Lithotome essuya le sort de toutes les découvertes heureuses, soit en Médecine, soit en Chirurgie. Des jaloux s'attachèrent à le décrier, comme si une excellente méthode de tailler pouvoit devenir mauvaise au gré du caprice & de l'intérêt. Si ce Lithotome n'avoit été qu'un Instrument méprisable, on l'eût laissé dans l'oubli ; mais il étoit merveilleux, & parconséquent fait pour s'attirer des partisans & des envieux. Ceux qui s'intéressent sincèrement au bien de l'humanité, lui accordèrent leur admiration. Ceux qui ne consultant que leur orgueil ou un vil intérêt, prirent à tache d'en dire du mal. La cabale parvint à faire flétrir, en quelque sorte par l'Académie de Chirurgie, le Lithotome caché, & l'Ecole de Médecine de Paris prit hautement sa défense. Le 25 Avril 1754, M. Macquart mit en thèse cette question : *La taille late-*

ralle s'exécute-t-elle plus sûrement & plus facilement avec l'Instrument connu sous le nom de Lithotome caché? Et il ne balança pas à lui donner la préférence sur toutes les autres méthodes. Je vous exhorte, Monsieur, à lire cette thèse (1); elle est savante, bien écrite, & remplie de recherches profondes.

Un autre grand Médecin rendit publiquement justice à la production du génie du Frère Cosme. *Lorsque le Frère Cosme employa*, dit-il, *sa divine méthode de la taille, tout jugement devoit être suspendu jusqu'à la vérification du fait ; mais au lieu d'une conduite si sage, la basse jalousie se déchaîna contre lui. Elle alla même jusqu'à machiner contre sa liberté. Un Citoyen, à qui Athènes & Rome auroient élevé des autels, des Chrétiens voulurent le sacrifier au Démon de l'envie* (2).

Quelle honte pour nous, Monsieur, que ces cabales & ces divisions intestines! A voir nos dissentions & nos querelles, que peut penser la saine partie du Public ? Les uns sont tentés de nous prendre pour des Charlatans qui ont besoin

(1) Elle se trouve à Paris, chez d'Houry.

(2) *Voyez* le Traité sur les abus de la Saignée, imprimé en 1759 à Paris, chez Vincent ; Ouvrage digne des beaux jours d'Hippocrate & de Boerhaave.

de recourir à l'intrigue, pour se faire une réputation. Les autres doutent que la Chirurgie soit, comme nous l'assurons, un Art certain dans ses opérations & dans ses procédés. Une nouvelle découverte, une nouvelle méthode d'opérer peut être combattue sans blâme. Il est bon même qu'elle soit examinée avec le plus grand scrupule. Mais l'expérience, ce grand Maître de l'Art, ne devroit-il pas être le point de notre raliement ? Si tous les Chirurgiens y avoient eu recours avec cette bonne foi, qui est la première qualité d'un Artiste & de tout honnête homme, il y a long-temps que le Lithotome caché n'auroit plus d'adversaires. M. Vandergracht le seroit moins que tout autre. Il a vu le Frère Cosme venir à Lille, tailler en même temps un vieillard, un jeune homme & deux enfans. Il les a vus tous quatre promptement & parfaitement guéris. S'il avoit été impartial, il se seroit dit : La méthode du Frère Cosme est excellente, puisqu'elle guérit les pierreux de tout âge sans accident, sans qu'il reste de l'opération le moindre vestige malheureux. Mais le sieur Vandergracht n'a point le cœur assez droit, ni l'esprit assez juste, pour en agir ainsi. Je viens au fait.

M. Dumont, Chirurgien à Bruxelles, avoit fait heureusement une seule & unique taille avec le Gorgeret Cystitome. Enhardi par ce succès, qui surpassoit peut-être ses espérances, il tomba sur M. de Grave, Chirurgien de la même ville, partisan du Lithotome caché, en publiant que ce dernier avoit perdu un sujet d'hémorrhagie. Quel que fut le dessein de M. Dumont, sa démarche étoit condamnable. A quel propos attaquer un Confrère, de qui il n'avoit point à se plaindre ? L'imputation étant d'ailleurs fausse & très-fausse, M. de Grave n'eut point de peine à forcer son adversaire au désaveu. Si M. Dumont en étoit resté-là, en blâmant son imprudence, on rendroit justice au courage qu'il a eu de se retracter. Mais comme il en vouloit, à tout prix, au Lithotome caché, il supposa, avec la même bonne foi, que du moins cet Instrument avoit fait périr d'hémorrhagie deux sujets à Lille. M. de Grave, bien instruit du fait, riposta qu'effectivement deux pierreux, opérés par M. Vandergracht, qui pratique à Lille la même méthode que M. Dumont à Bruxelles, étoient morts baignés dans leur sang. La méprise étoit cruelle pour un partisan du Gorgeret Cystitome. Cependant M. Dumont prit sagement le parti du silence.

Mais quelle violence pour M. Dumont, lui qui s'eſt imaginé que ſon ſuffrage étoit néceſſaire à la réputation du Gorgeret Cyſtitome, lui qui aſſure que les Inſtrumens de M. le Cat ſont des chef-d'œuvres, *qui l'emportent même ſur ceux que ſon Père & lui avoient inventés!* Concluons de cet aveu, qu'il ne s'en eſt pas fallu de beaucoup que la gloire de cette découverte n'ait été moiſſonnée par Mrs Dumont, & qu'un effort de plus de leur part les y eût menés avant M. le Cat. Mais cet aveu que je trouve néanmoins équivoque, vient-il d'un excès de modeſtie perſonnelle, ou d'un vrai zèle pour la réputation de M. le Cat ? Ceux qui connoiſſent Mrs Dumont, ſavent juſqu'à quel point ils ſont humbles, & ſauront apprécier le ſacrifice qu'ils ont fait de leur découverte, à la gloire du célèbre Chirurgien de Rouen. Mais comment accorder avec de la modeſtie, la vanité de ſe faire imprimer, lorſqu'on n'a qu'une ſeule taille à citer, & encore une taille faite dans le myſtère & l'obſcurité ; car M. Dumont, fils, n'avoit pour témoin que M. ſon Père. Mais un Père eſt-il toujours impartial? On ſait déjà qu'il cite, à tout propos, M. ſon Fils; celui-ci M. ſon Père, & tous les deux leurs grands exploits dans le petit Hôpital de Saint-

Saint-Jean. Se trouvent-ils en consultation avec leurs Confrères, ils répondent à tout, en disant : Mon Père a vu cela, mon Fils a lu plusieurs faits semblables. On ne sauroit parler d'une maladie extraordinaire, d'une opération singulière, que ces Mrs ne l'ayent ou vue, ou faite dans leur Hôpital. Or, cet Hôpital, depuis trois ans que ces Mrs y sont placés, est devenu le Temple d'*Epidaure* ; ils en sont le Dieu ; l'on n'y reconnoît plus d'autres Oracles que les leurs. Ils font plus, ils n'y laissent entrer personne qui soit de l'Art ; & les jeunes Elèves qui cherchoient à s'instruire, en sont impitoyablement exclus. Tout s'y passe dans l'obscurité, c'est-à-dire, entre le Père & le Fils ; il n'y avoit pas plus de secret dans les mystères d'*Eluësis*. Observez néanmoins, Monsieur, que l'Hôpital Saint-Jean est le seul qu'il y ait à Bruxelles, & par conséquent le seul endroit où les jeunes Chirurgiens de cette ville pourroient prendre quelque idée des maladies ; car on profite non-seulement des succès des Maîtres, mais encore de leurs fautes. Les Magistrats d'ailleurs, si prévoyans pour tout le reste, ne devroient-ils pas remédier à cet abus, en ordonnant à Mrs Dumont d'admettre à leurs opérations dans l'Hôpital, tous les Chirurgiens qui s'y présenteroient, & enjoignant d'opérer & de panser les malades à des heures reglées, ainsi que cela se pratique dans toute l'Europe, & par-tout où l'on s'intéresse aux progrès de l'Art de guérir?

L'humiliation de M. Dumont n'effraya point le sieur Vandergracht; il croyoit peut-être qu'un voile impénétrable avoit caché ses mauvais succès aux yeux les plus perçans; qu'il pouvoit hardiment nier les faits allégués à sa charge, &, avec la même hardiesse, en supposer aux partisans du Lithotome caché. La Lettre qu'il écrivit en 1763 à M. le Cat, & que je vais transcrire ici; les remarques que je ferai sur cette Lettre, nous feront juger, Monsieur, de la véracité de M. Vandergracht.

MONSIEUR,

Je suis surpris d'apprendre que des Imposteurs vous aient dit que j'avois perdu deux Sujets par l'hémorrhagie; ce qui est très-faux. Il est vrai que Pierre-Joseph Jossart est mort cinq jours après l'opération, non pas d'une hémorrhagie, mais d'une grande douleur de côté; pleurésie caractérisée. Il étoit d'ailleurs malade depuis long-

temps. De plus, il avoit pris une drogue à mon insçu la veille de l'opération. Sa pierre, d'un volume considérable, pesoit quatre onces. L'opération n'a point été laborieuse . . . . . il n'a pas perdu quatre onces de sang en tout.

A l'égard de Jean-Baptiste le Leu, je ne le connois pas; & j'ose vous assurer que depuis seize ans que je taille, je n'ai point perdu un seul Sujet par l'hémorrhagie. De deux cens & vingt-sept que j'ai taillés, il y en a seize de morts, dont les uns avoient des pierres considérables, pesantes jusqu'à dix onces, les autres d'une figure irrégulière.

J'écrirai au Lithotomiste de Bruxelles, pour savoir de qui il a appris ces faussetés.

Les partisans du Lithotome caché se garderont bien d'annoncer au Public combien il en est mort entre leurs mains. Le sieur Chastanet a taillé un enfant de sept ans d'une très-petite pierre : il est mort le surlendemain, après avoir été travaillé trois quarts-d'heures pour cette pierrette. Plus, le fils de la veuve Gautier, âgé de quinze ans, mort deux jours après une opération d'une demi-heure. Plus, un Flamand du côté d'Amiens, mort deux jours après l'opération. Plus, un jeune homme natif de

Valenciennes, opéré par le même, vis-à-vis l'Eglise de la Magdeleine, est mort au bout de trois semaines. Enfin, un Soldat, opéré à l'Hôpital Royal, a péri quelques jours après l'opération, qui a encore duré une heure.

Un enfant de Tournay, opéré par M. Maisonfort, ne put être délivré de la pierre; il la lui a laissée dans la vessie. J'attends des nouvelles pour l'aller opérer.

Trois pierreux à Saint-Omer, opérés par des Chirurgiens-Majors: savoir, une femme morte deux jours après l'opération, & deux enfans qui sont morts, l'un dans la même nuit de l'opération, & l'autre le surlendemain; aussi Messieurs du Magistrat de Saint-Omer ont défendu de ne plus laisser opérer leurs Sujets par cette méthode, & ils m'ont fait l'honneur de me demander pour y tailler quatre Sujets en présence des Chirurgiens-Majors des Gardes Françoises & autres: ces quatre Sujets sont parfaitement guéris.

Un Curé, opéré près de Courtray par un grand partisan du Lithotome caché, est mort, pour ainsi dire, sur la table.

Voilà, Monsieur, bien des merveilles de cet Instrument; mais j'oublie de vous dire qu'un Monsieur près d'Arras, opéré par le Frère Cosme à Paris, est mort le troisième ou le quatrième jour.

Un Carme Déchaussé, opéré à Cambray, périt six minutes après l'opération, faite par un Chirurgien-Major.

Le Public vous aura des obligations éternelles, d'avoir enseigné la bonne méthode d'opérer.... J'ai taillé vingt-huit Sujets cette campagne, il y en a un de mort le huitième jour, & la pierre étoit d'une figure affreuse. J'ai taillé un homme de soixante-cinq ans, à qui j'ai tiré trente-deux pierres. Il n'a plus passé d'urine par la plaie le cinquième jour, & il est bien guéri. Si les Cosmiens avoient opéré cette homme-là, quel bruit ils feroient de cette cure! &c.

Signé, *Vandergracht.*

A Lille, le 26 Octobre 1763.

Que dites-vous, Monsieur, de cette Epître? Ne trouvez-vous pas la justification admirable, & la récrimination merveilleuse? Ce ton vague & mal assuré, soit dans la défense, soit dans l'attaque, ne sauroit en imposer qu'à ceux qui se plaisent à être trompés : il est aisé de désabuser les autres. Mais de crainte que l'on soit tenté d'attribuer à l'impossibilité de me défendre personnellement ce que j'ai à dire contre le sieur Vandergracht, je commence par mettre en pouſſière la ſeconde partie de ſon libelle.

1°. *Les partiſans du Lithotome caché ſe garderont bien*, dit-il, *d'annoncer au Public combien il en eſt mort entre leurs mains.* Et pourquoi ne les annoncerions-nous pas ? Nos Antagoniſtes nous y obligent, en empoiſonnant les choſes les plus ſimples : & ſi le ſieur Vandergracht liſoit quelquefois les Journaux de Médecine, il ſe ſeroit abſtenu de me faire un reproche ſi mal fondé.

2°. *Le ſieur Chaſtanet*, pourſuit-il, *a taillé un enfant de ſept ans d'une très-petite pierre ; il eſt mort le ſurlendemain, après avoir été travaillé trois quarts-d'heure pour cette pierrette.* Ne trouvez-vous pas le trait bien ſingulier ? Manœuvrer trois quarts-d'heures pour faire l'extraction d'une très-petite pierre ! Pouvez-vous le croire ? Ne croyez-vous pas au contraire, avec toute la Chirurgie, que ſi les opérations de la taille ſont quelquefois longues & laborieuſes, ce n'eſt jamais qu'en raiſon proportionnelle du volume & de l'adhérence des pierres ? Ces deux circonſtances exigent néceſſairement une manœuvre ſavante, un Artiſte conſommé, qui ſache ſe poſſéder, & qui n'ait point la vanité de compter, pour quelque choſe, les minutes &

encore moins les secondes. Mais ici il s'agit d'une *pierrette*, qui s'engage naturellement dans le col de la vessie, qui tombe d'elle-même après l'incision (comme il m'est arrivé plusieurs fois), & dont l'extraction se fait presque toujours sans le secours de la tenette ; & l'on a la hardiesse d'avancer que l'opération a duré trois quarts-d'heure ! En vérité, l'imputation est absurde. Le sieur Vandergracht ne peut avoir pris que chez lui l'idée d'un Lithotomiste si mal instruit & si mal habile. Voici l'histoire de ce petit taillé ; vous en jugerez.

» Je soussigné, Maître Apothicaire à » Lille en Flandre, certifie que M. Chastanet, Maître en Chirurgie, & Chirurgien-Aide-Major des Hôpitaux Militaires de la même ville, a fait, à ma » prière, l'opération de la taille au nommé » Pierre Louis, âgé de six ans & demi, » fils de Pierre-Ignace le Clerc : que ce » Chirurgien résista long-temps, & ne se » prêta à mes vives sollicitations qu'avec » beaucoup de peine, à cause que ce malade lui paroissoit trop épuisé. En effet, » il crachoit du pus, étoit fort essoufflé, » & réduit au dernier degré de marasme. » Mais les douleurs étoient si atroces, » ses cris si aigus & si continuels, qu'en

» lui ôtant la pierre, il me paroiſſoit
» qu'au moins on le délivreroit de ſon
» mal le plus dangereux. Ainſi je redou-
» blai mes inſtances, & M. Chaſtanet cé-
» da à mon importunité. Il lui fit l'opé-
» ration le 13 Juillet 1757, & le débar-
» raſſa promptement d'une petite pierre,
» groſſe à peu près comme un noyau de
» prune, applatie & garnie d'aſpérités. Le
» malade s'endormit peu de temps après
» l'opération ; il continua d'être tranquil-
» le pendant les deux premiers jours :
» mais la fièvre ſurvint, & porta ſur la
» poitrine, qui déjà étoit fort délabrée,
» fit des progrès rapides, & le malade
» mourut à la fin du troiſième jour. J'at-
» teſte que tout ce que j'ai dit eſt de ma
» connoiſſance, & parfaitement confor-
» me à la vérité. Fait à Lille, le 15 Fé-
» vrier 1764.

Signé, *JACQUEMANT*, *Apothicaire.*

3°. *Plus, le fils de la veuve Gautier,* (au lieu de Couthier), *âgé de quinze ans, mort deux jours après une opération d'une demi-heure.*

Il eſt vrai que Couthier eſt mort ; tout le reſte eſt faux, comme vous le verrez par l'atteſtation du ſieur Bougamont, beau-père du taillé, en date du 2 Mars 1764.

» Pardevant le Notaire Royal de la ré» ſidence de Lille en Flandre, ſouſſigné, » & en préſence des témoins après nom» més, eſt comparu le ſieur Gaſpard Bou» gamont, marchand en cette ville de » Lille, ayant exercé l'Art de Chirurgie, » pendant quatorze ans, en la ville de » Douay; lequel, après ſerment par lui » prêté ès mains dudit Notaire, a affirmé » d'avoir vu faire à Jean-Baptiſte Cou» thier, ſon beau-fils, l'opération de la » Lithotomie, par le ſieur Chaſtanet, Chi» rurgien en cette ville, le trois Février » mil ſept cent cinquante-neuf: qu'il ſe » rappelle très-bien que l'opération n'a » pas duré plus de ſix minutes: qu'ayant » fait mettre un plat au bas de la table, » il n'eſt coulé que trois onces de ſang » au plus: que le malade a été fort tran» quille le jour de l'opération: qu'on » vint éveiller le dépoſant la nuit ſuivante » vers les trois heures du matin, en lui » diſant que les linges étoient détachés: » que ledit dépoſant s'étant rendu près » le malade, le trouva avec la fièvre, & » lui remit les linges: qu'il n'y avoit pas » une goutte de ſang non plus aux linges, » qu'aux draps du lit: que quoiqu'il n'eût

» jamais eu aucun gonflement, tension, » ni inflammation, non plus à la plaie » qu'aux bourses & au ventre, le malade » est mort le quatrième jour après l'opé» ration, après avoir jetté par la bouche » une grande quantité de pus ; ce qui » donne lieu de croire qu'il avoit un dé» pôt sur la poitrine : affirmant de plus » que ledit Couthier étoit accidenté de » la pierre depuis l'âge de huit ans : que » les douleurs étoient excessives, & fré» quemment accompagnées d'attaques » d'épilepsies : affirmant encore le com» parant, que ledit Couthier n'étoit âgé » à sa mort que de quatorze ans. Tout » ce que dessus, le comparant sait pour » être de son fait & connoissance, & pro» met de le ratifier pardevant tous Sei» gneurs & Justices, à la première requi» sition. Fait & passé à Lille le deux Mars » mil sept cent soixante-quatre, présens » Pierre-Augustin Luttun & Philippe Fla» hault, Praticiens audit Lille, témoins » à ce requis.

Signés, *Luttun, Flahault, Bougamont, & Desfrennes, Notaire.*

Ainsi, trois faussetés dans les deux lignes du sieur Vandergracht. Couthier n'avoit pas

15 ans, mais 14 : l'opération n'a point duré une demi-heure, mais ſix minutes : le malade n'eſt pas mort le deuxième, mais le quatrième jour ſeulement. Il eſt clair, au ſurplus, que la mort de Couthier ne peut être raiſonnablement imputée ni au Lithotome, ni au Lithotomiſte qui l'a opéré. C'eſt tout ce que j'ai intérêt de prouver ; car je ne prétends pas que le Lithotome caché mette les pierreux à l'abri des accidens qui ne ſont pas liés à la préſence de la pierre.

4°. *Un Flamand du côté d'Amiens, mort deux jours après l'opération.*

Cela eſt laconique ; mais je vais donner en détail l'hiſtoire de cette opération. Je le dois, à cauſe des tracaſſeries qu'elle m'a ſuſcitées dans le temps : je le dois encore, à cauſe de certaines circonſtances, qui ſervent à prouver l'excellence de la méthode du Frère Coſme, autant & plus que la guériſon du taillé auroit pu le faire.

Adrien Devrée, âgé de 22 ans, ouvrier de Braſſeur, natif de Belſele, pays de Waes, en Flandre, fils de Felix André, avoit été, pendant ſa jeuneſſe, ſujet aux douleurs néphrétiques, auxquelles s'étoient jointes, depuis cinq ans, la difficulté d'uriner & l'incontinence d'urine. Ce dernier état l'avoit forcé de ſortir de ſon pays, pour chercher à Lille du ſoulagement à ſes maux. Il s'étoit refugié chez le ſieur Caſtille, rue Saint-François.

Devrée avoit le viſage pâle, livide, & un peu ſoufflé ; les bourſes & les jambes œdémateuſes, le pouls fébricitant ; ſes urines étoient troubles ; &, lorſqu'elles avoient ſéjourné quelques temps dans un vaiſſeau, elles dépoſoient un ſédiment purulent & fétide. La région des reins étoit œdémateuſe, & fort douloureuſe.

Je tirai de ces ſymptômes un prognoſtique très-fâcheux. J'étois ſurtout fort inquiet des reins, où je ſoupçonnois de la purulence. J'annonçai mes craintes dans une conſultation, où ſe trouvèrent trois de mes Confrères, Maîtres en Chirurgie, & M. Plancque, Chirurgien-Major des Hôpitaux Militaires. Ces Meſſieurs m'opposèrent un malade que j'avois opéré, & guéri dans des circonſtances approchantes. Une lueur d'eſpérance me détermina donc à l'opération : toute douteuſe qu'elle étoit, il n'y avoit point d'autre reſſource à employer vis-à-vis de Devrée.

À la faveur du N°. 11 je lui fis l'extraction, le 1er Juin 1758, de deux pierres, l'une du poids d'une once, l'autre de deux dragmes. Etonné de ce que le malade n'avoit donné, durant la manœuvre, aucun ſigne de douleur, je lui en demandai la raiſon. Il répondit, en préſence de tous les aſſiſtans, qu'il avoit infiniment moins ſouffert que dans ſes accès ordinaires. Du reſte, point la moindre hémorrhagie ; & Devrée mis au lit, ne parut aucunement agité d'une opération, qui n'avoit duré au plus que deux minutes.

Il paſſa la journée tout au mieux ; mais la nuit fut laborieuſe. Je le trouvai le matin avec une fièvre très-forte. Une ſaignée, qui fut ſuivie d'une ſelle copieuſe, mêlée de pluſieurs vers, diminua la vivacité de la fièvre : mais elle revint le ſoir avec la même violence. Une ſeconde ſaignée, faite de l'avis des Conſultans, la calma une ſeconde fois. Un troiſième, un quatrième accès, accompagnés de friſſons, ne cédèrent plus à la ſaignée, qui fut de rechef employée. Les autres moyens ne furent pas plus efficaces. La rêverie, des ſueurs ſymptômatiques emportèrent le malade vers la fin du quatrième jour, & non pas le deuxième, comme il plaît au ſieur Vandergracht de le ſuppoſer.

L'ouverture du cadavre pouvant ſeule nous éclairer ſur la véritable cauſe de la mort de ce malade, je la fis en préſence des Consultans. Nous trouvâmes la vessie singulièrement figurée, étroite dans toute son étendue, longue de six pouces, assez semblable à l'intestin colon. Une autre singularité, c'est qu'elle étoit partagée en deux cavités : l'une étoit formée en grande partie du col de l'organe, extrêmement dilaté : l'autre étoit composée de tout le fond supérieur de la vessie, de la plus grande partie de son corps, & se trouvoit par conséquent beaucoup plus étendue. Les deux cavités étoient séparées par une cloison charnue, fort épaisse, percée dans le milieu. Le trou qui faisoit la communication des deux cavités, étoit, à peu près, de la grandeur & de la figure du pylore.

De la configuration unique de cette vessie, il résulte une preuve bien décisive en faveur du Lithotome caché. La cavité inférieure, où les deux pierres se trouvoient, n'avoit que peu d'étendue ; à peine eût-elle pu contenir un œuf de poule. Malgré cela, l'instrument ouvert, au onzième degré d'écartement, avoit été porté, & avoit manœuvré dans cette petite poche, sans qu'elle souffrît la moindre lésion. Nous n'y vîmes pas la plus petite moucheture, ni la plus petite excoriation.

Une incision aussi précise, dans un organe mal configuré, &c. en faisant le plus grand éloge du Lithotome caché, réfute tout ce qu'on a débité sur le prétendu danger, auquel la pointe de ce Lithotome exposoit les malades. Celui dont je me sers n'est point émoussé ; il est tel que les Médecins, présens à l'opération de Devrée, vont le certifier.

» Nous soussignés, Docteurs en Médecine de l'Université de Montpellier, & » Médecin en survivance des Hôpitaux » Royaux & Militaires de cette Place, » certifions que M. Chastanet a opéré, » avec succès, plusieurs pierreux en notre présence, avec le Lithotome caché : » déclarons que cet Instrument est encore tel qu'il l'a reçu de Paris du Frère » Cosme, Religieux Feuillant, qui en est » l'Inventeur, sans être, en aucune façon » quelconque, ni émoussé par sa pointe » & son tranchant, ni altéré dans aucune » de ses parties : que ledit M. Chastanet » nous l'a remis en nos mains : que nous » l'avons reconnu pour le même, avec » lequel nous l'avons vu opérer : qu'il » ne differe en rien de la description que » l'Auteur, en a donnée lui-même : & qu'enfin l'examen le plus scrupuleux nous a » conduits à le trouver exactement con-

» forme aux différentes gravures que
» nous en avons vues, ſoit dans la Thèſe
» du célèbre M. Macquart, ſoit dans
» l'Ouvrage même de M. le Cat. En
» foi de quoi nous avons ſigné. Fait à
» Lille, le 5 Juillet 1764.

Signés, *Dehenne, Doct. en Méd.*
Deſmilleville, Méd. des Hôpit. R[x].

Voilà qui confirme merveilleuſement la façon dont le Lithotome caché agit dans la veſſie : ſon procédé eſt ſûr, ſi petite qu'elle puiſſe ſe rencontrer ; parce qu'alors tout l'affaiſſement du fond ſupérieur poſtérieur étant ſoutenu par la gaine de l'Inſtrument, la lame, en ſe retirant, fuit, & évite les parties qui pourroient ſe préſenter devant elle, n'inciſant, dans ſa retraite, que celles qui lui réſiſtent, & qui doivent être néceſſairement coupées, telles que la proſtate, le col de la veſſie, *&c.*

Je reviens au cadavre de Devrée. Les reins étoient celluleux : leur ſubſtance ne préſentoit plus que pluſieurs petites veſſies adoſſées & remplies d'un pus fétide : les uretères étoient gros, compactes, & pleins de la même matière. Nous jugeâmes, avec fondement, qu'il s'étoit fait

un

Toutes ces circonſtances ſont exactes, & juſtifiées par un certificat en bonne forme, dont je me ſuis muni dans le temps. Il eſt daté du 5 Juin 1758, & ſigné de J. F. Vinchant; L. L. Prevoſt; C. J. Vinchant & Plancque. Cependant la mort de Devrée reveilla mes envieux & la calomnie. On affecta de la répandre, en ſuppoſant méchamment que l'hémorrhagie avoit fait périr le taillé. On fit plus, on dénonça à l'Académie Royale de Chirurgie, que de cinq pierreux, taillés à Lille avec le Lithotome caché, quatre étoient morts promptement d'hémorrhagie; & que les Magiſtrats de cette ville, ſur l'avis du Collège de Médecine, avoient porté une ordonnance, par laquelle ils défendoient d'employer à l'avenir le Lithotome caché, ſous peine de punition exemplaire. On s'étoit flatté probablement que l'Académie auroit ajouté foi à l'impoſture, ſans autre examen. Comment révoquer en doute un fait annoncé avec des circonſtances ſi perſuaſives, un fait étayé d'un avis d'un Collège de Médecine & d'une ordonnance du Juge-Policiateur? On fut néanmoins trompé. L'Académie chargea M. Andouillet, aujourd'hui premier Chirurgien du Roi en ſurvivance, d'écrire à M. Plancque, pour ſavoir la vérité du fait ; & la réponse que fit ce dernier, détruisit ces fausses imputations, en même temps qu'elle imposa silence aux calomniateurs.

Non, Monsieur, les Magistrats de Lille n'ont jamais eu aucun motif de sévir contre le Lithotome caché, ni le Collège de Médecine aucune occasion de délibérer sur le mérite de cet Instrument. Si la chose étoit un jour soumise à ses lumières, je suis sûr d'avance que son avis lui seroit favorable. J'en juge par l'accueil & par les éloges des Médecins de ce Collège, qui m'ont fait l'honneur d'assister à quelques-unes de mes tailles. J'annonce, & je me glorifie même comme d'un bonheur, à l'abri de la malignité, que j'ai eu l'approbation de Mrs Dehenne & Merlin, Docteurs de l'Université de Montpellier; de M. Desmilleville, Médecin en survivance de l'Hôpital Militaire ; de Mrs Dirat, Desombrages & Martin, Licentiés de l'Université de Douay. La plus saine partie des Maîtres en Chirurgie de Lille, pensent sur ce point de la même manière que les Médecins dont je viens de citer les noms ; & dès-lors le Public a droit de se tranquilliser sur le sort des pierreux, taillés à la méthode du Frère Cosme ; d'autant plus qu'aucune autre méthode ne réunit, en sa faveur, un plus grand nombre de succès.

5°. *Un jeune homme, natif de Valenciennes, opéré par le même, vis-à-vis l'Eglise de la Magdeleine, est mort au bout de trois semaines.*

C'est ici le dernier coup que le sieur Vandergracht me porte. A l'entendre, le jeune homme, natif de Valenciennes, est donc mort trois semaines après l'opération. Mais voici un certificat d'une personne digne de foi, qui lui donne un démenti formel.

» Je soussigné, Religieux Carme Dé-
» chaussé du Couvent de Lille, déclare
» que M. Chastanet, Maître en Chirur-
» gie audit Lille, fit, le premier Novem-
» bre mil sept cent soixante, l'opération
» de la taille à Dauon-Joseph Lienard,
» mon frère, âgé d'environ trente-trois
» ans, natif de la ville de Valenciennes :
» qu'il lui tira, par cette opération, une
» très-grosse pierre, ronde, hérissée de
» pointes, & du poids de six onces ; la-
» quelle pierre il portoit dès son bas
» âge, avec des douleurs extraordinai-
» res ; ce qui le réduisit dans une lan-
» gueur presque continuelle. L'opération
» procura au malade un calme si grand,
» que, la première nuit qui la suivit, mon

» frère dormit ſept heures : que le douzième jour les urines paſſoient en totalité par les voies naturelles ; & que la plaie étoit prête à ſe cicatriſer, lorſqu'une fièvre des plus violentes, qui ſurvint contre toute attente, dérangea le progrès de cette cure. On remédia néanmoins à cet accident, qui dura trois ſemaines. Les choſes reprirent enſuite leur cours ordinaire, & la guériſon fut parfaite le quarante-deuxième jour.

» Je certifie de plus avoir été préſent à tout, n'ayant point quitté le malade pendant toute la maladie.

» En foi de quoi, j'ai ſigné la préſente atteſtation, qui contient exactement la vérité. Fait à Lille, ce ſeize de Février mil ſept cent ſoixante-quatre.

Signé, *Père Gildard de S. Joſeph, Carme Déchauſſé dudit Couvent de Lille, en Flandre.*

Après cela, ai-je eu tort de vous prévenir que les aſſertions du ſieur Vandergracht étoient dictées par l'impoſture ? Il ne ſe contente pas de précipiter la mort des pierreux que j'ai taillés. Pour faire croire que l'hémorrhagie y a eu part, il fait encore mourir ceux que j'ai guéris. C'eſt pouſſer bien loin la méchanceté. Ses autres imputations ne me regardent plus ; mais comme elles vont à noircir les partiſans du Frère Coſme, & le Frère Coſme lui-même, il eſt bon de ſuivre le calomniateur dans tous ſes plis & replis.

6°. *Un Soldat, opéré à l'Hôpital Royal, a péri quelques jours après l'opération, qui a encore duré une heure.*

Ceci concerne M. Plancque, qui adreſſe au ſieur Vandergracht la Lettre ſuivante, à laquelle il en joint une autre de M. Pape, Chirurgien-Accoucheur, & Lithotomiſte à Gand, contenant des éclairciſſemens au ſujet d'un Curé, dont le ſieur Vandergracht fait mention en ces termes : *Un Curé, opéré près de Courtray par un des plus grands partiſans du Lithotome caché, eſt mort pour ainſi dire ſur la table.*

MONSIEUR,

» Je viens de voir votre Lettre très-
» intéreſſante, & d'un ſtyle des plus élégant,
» inſérée dans un ouvrage de M. le Cat,
» ayant pour titre : *Lettre à M. Dumont,*
» *fils, Maître en Chirurgie, Lithotomiſte &*
» *Oculiſte à Bruxelles* : & j'y ai lu, avec

» beaucoup de ſurpriſe, qu'un Soldat, » opéré à l'Hôpital Royal de Lille, avoit » péri quelques jours après l'opération, » qui avoit duré une heure. Vous en im- » poſez, Monſieur; & ſans autre motif » que de nuire à ma réputation, vous » avez cependant manqué votre coup, & » vous n'avez ſéduit perſonne, parce » que vous avez déjà été publiquement » convaincu de menſonge. La ville en- » tière, en voyant votre Lettre, vous a » renvoyé aux Annonces de Lille du mois » de Juin 1762, dans leſquelles vous fîtes » imprimer la liſte des perſonnes que » vous aviez opéré de cataractes, & » que vous annonciez comme ayant été » parfaitement guéries. L'on ſe ſouvient » que M. Chaſtanet vous donna un dé- » menti formel, imprimé dans les mêmes » Annonces, & que vous n'avez point » cherché à contredire. Cependant, mal- » gré le mépris & le peu de cas que je » fais de votre inepte production, je vais » vous répondre, en donnant en entier » la note concernant le Soldat en queſ- » tion.

» Antoine Brillets, dit la Roſe, Soldat » au Régiment de la Reine, Infanterie, » compagnie de Bruet, fut transporté à » l'Hôpital Royal de Lille. Ce malade

» avoit de fréquens accès de gravelle,
» dans lesquels il perdoit connoissance ;
» une incontinence d'urine habituelle, &
» des douleurs fort aiguës dans la région
» du rein gauche. La sonde que j'intro-
» duisis dans la vessie, rencontra d'abord
» un corps résistant & volumineux ; mais
» point sonore. Ce corps paroissoit être
» attaché au côté gauche de la vessie ; la
» sonde, que je poussai à plusieurs repri-
» ses sur lui, ne put le déplacer. Cette
» immobilité me fit soupçonner une pierre
» enkistée, ou une tumeur skirreuse. Ce-
» pendant, quelle que fût la nature de ce
» corps étranger, j'aürois, sans balancer,
» pris sur le champ le partie de l'opéra-
» tion, si le malade eût été en état de la
» supporter ; mais outre qu'il étoit réduit
» au plus extrême desséchement, il cra-
» choit aussi du pus, & la fièvre ne le quit-
» toit pas d'un instant. Je me bornai donc
» à le mettre à l'usage des alimens incras-
» sans, & des remèdes appropriés à son
» état. Ces moyens produisirent un assez
» bon effet ; la poitrine fut soulagée, &
» la fièvre diminua. Malgré cela, la situa-
» tion de ce malade étoit si triste, que je
» ne pensois point à l'opérer ; mais les
» prières réitérées qu'il ne cessoit de me
» faire, ses larmes, & quelqu'espoir dans

» le mieux que j'avois remarqué, me dé-
» terminèrent.

» Je l'opérai le 28 Juillet 1758. Je fis
» mon incision à l'urètre. J'introduisis
» mon Lithotome dans la vessie. Je le mis
» au N°. 13. L'incision faite, je portai le
» doigt indicateur dans cet organe, où
» je rencontrai, du côté gauche, une po-
» che très-dure. Je fis une compression
» avec l'ongle, au moyen duquel je dé-
» chirai une portion d'un kiste, qui ren-
» fermoit une grande quantité de pierres
» murales. Je portai ma tenette, & je saisis
» un corps d'une grande étendue; ce corps
» que j'embrassai, fit le même bruit que
» feroit une poche remplie de noisettes.
» Je chargeai & je ramenai des pierres &
» des portions de kiste. Je répétai cette
» manœuvre six fois; &, à chaque fois,
» je tirai des pierres & de grands lam-
» beaux du même kiste. Tout cela fut
» conduit avec beaucoup de douceur, afin
» de ménager la vessie; aussi ne fut-elle
» point fatiguée, non plus que le malade,
» à qui je fis néanmoins faire une petite
» saignée, à cause qu'il n'avoit presque
» point perdu de sang pendant l'opération.
» Le temps qu'elle dura, & celui qu'il
» fallut pour coucher le malade, fut de
» seize minutes.

» Mon taillé paſſa la nuit fort tranquil-
» lement ; je lui fis des injections dans la
» Veſſie, qui ramenèrent encore quelques
» débris de kiſte. La ſuppuration s'éta-
» blit, elle diminua à proportion que la
» plaie ſe détergea ; tout annonçoit, con-
» tre mon attente, une guériſon prochaine,
» lorſque le 22me. jour le malade ſe trouva
» ſaiſi d'un friſſon qui dura trois heures,
» pendant lequel il fut travaillé d'une toux
» fréquente & convulſive. Un cours de
» ventre s'établit enſuite & continua plu-
» ſieurs jours. Ces accidens qui menaçoient
» mon malade d'une mort prochaine, ſe
» calmèrent à la fin ; tout changea de face,
» & concourut en peu de jours à me faire
» regarder ſon rétabliſſement comme cer-
» tain. Les urines reprirent leur cours or-
» dinaire & naturel, les forces devinrent
» plus grandes, le ſommeil plus long, les
» digeſtions mieux faites, en ſorte que la
» plaie ſe cicatriſa le 31me. jour. Mais ce
» ne fut pas pour long-tems, un ſecond
» orage ſurvint & s'annonça comme le
» premier par un friſſon, un cours de ven-
» tre ſéreux & accompagné d'épreintes,
» une toux opiniâtre avec douleur dans la
» poitrine, un abbattement général ; la
» fiévre qui ne diſcontinua jamais & qui
» au contraire prenoit à chaque inſtant

» des forces : enfin tant d'accidens réunis, » emportèrent mon malade le 37me. jour » de l'opération.

» Je fis l'ouverture du cadavre, je trou- » vai la ſubſtance du poulmon ulcérée, » les cellules de ce viſcère étoient inon- » dée de pus. Le rein gauche étoit rempli » de pierres ſemblables à celles que j'a- » vois extraites de la Veſſie, ſes trois ſubſ- » tances étoient entièrement fondues, & » les pierres y nageoient dans un grand » flot de matière purulente. L'uretère du » même côté étoit gros comme un inteſtin » grêle, rempli d'une matière plâtreuſe & » de pus. La Veſſie du côté gauche étoit » racornie & raboteuſe dans toute l'éten- » due où les pierres avoient ſéjourné ; il » s'y trouvoit encore des portions de kiſte » attachées à la Veſſie, qui d'ailleurs étoit » en aſſez bon état. J'ai une boëte remplie » des pierres que je tirai le jour de l'opé- » ration, la totalité eſt du poids d'onze » onces.

» Rapprochez, Monſieur, de ce narré » bien exact & bien vrai, tout ce que » vous avez ſi inconſidérément avancé, » & jugez-vous vous-même. Vous faites » mourir ce Soldat quelques jours après » l'opération, tandis qu'il n'eſt mort que » le 37.me, après avoir été cicatriſé, &

» par des accidens attachés à sa mauvaise » constitution, auxquels il n'étoit pas » possible qu'il pût échapper. Vous dites » qu'il fut une heure dans l'opération, » laquelle, toute difficile qu'elle étoit, » n'a duré réellement que 16 minutes. » Reconnoissez-vous là, Monsieur, l'œu- » vre d'un honnête & galant homme ? » N'avez-vous point de reproches à vous » faire ? Tant pis pour vous, Monsieur, » vous êtes d'autant plus à plaindre, qu'il » paroît que la raison ne peut rien sur » votre esprit. Vous dites quelques lignes » plus bas, qu'*un Curé opéré près de Cour-* » *tray, est mort, pour ainsi dire, sur la* » *table*.

» Cette allégation est si vague, que » tout le monde a jetté les yeux sur moi, » parce qu'on sçait que je taille beaucoup » à Courtray & aux environs. J'étois » cependant bien sûr de n'avoir opéré » aucun Ecclésiastique dans cette région. » Mais le Public pouvant sur votre dire » le supposer, je fis des informations qui » me réussirent. J'appris que M. Pape, » Lithotomiste pensionné de la ville de » Gand, avoit taillé ce Curé ; je lui en » écrivis en conséquence, & voici sa » réponse.

A Gand, ce 30 Janvier 1764.

MONSIEUR,

» J'ai reçu la Lettre que vous m'avez » fait l'honneur de m'écrire, laquelle me » fait connoître les faussetés & mensonges » dont le Sr Vandergracht, Lithotomiste » à Lille, s'est servi à mon égard, dans » une Lettre à M. le Cat, au sujet du » Curé de Wielsbeke près de Courtray, » que j'ai taillé le 23 Septembre 1760. » M. Vandergracht a cherché vainement » à fournir à M. le Cat des raisons peu » suffisantes, pour décrier le Frère Cosme » & son divin Lithotome, à quoi il ne » parviendra certainement point. Mais » pour vous satisfaire, Monsieur, & con» vaincre ceux que la calomnie auroit pû » ébranler, je vais vous donner un détail » de tout ce qui s'est passé, avant, pen» dant & après l'opération faite à M. le » Curé de Wielsbeke. Ce détail, tout suc» cint qu'il est, fera connoître aux per» sonnes de l'Art, & autres, que M. Van» dergracht a été mal instruit, ou qu'il a » voulu en imposer de la manière la plus » noire.

» Le 22 Septembre 1760, je fus de-

» mandé par M. le Prevôt de St Bavon à
» Gand, étant pour lors à Wielbeke ;
» pour examiner le Curé de la Paroiſſe,
» & voir, de concert avec le Médecin
» du lieu, ſi ledit Curé étoit en état de
» ſoutenir l'opération de la taille. Je m'y
» rendis en conſéquence le 23 ; je m'in-
» formai d'abord de la ſituation de ce
» malade, & j'appris qu'il étoit depuis
» quatre ans perclus des jambes, & ſou-
» vent épileptique. Il ne pouvoit ſouffrir
» aucune voiture, qu'une littière, dans
» laquelle on le portoit d'un lieu dans un
» autre. Je lui fis des queſtions, mais il ne
» put jamais expliquer ſon mal, à cauſe
» qu'il étoit alors dans le délire, qui ſe
» paſſoit néanmoins de tems en tems,
» malgré que la fiévre ſubſiſtât toujours.
» Il gardoit le lit depuis plus de trois ſe-
» maines, & il étoit ſi épuiſé, qu'à tous
» momens on croyoit de le perdre. Je le
» ſondai, je trouvai une groſſe pierre qui
» rempliſſoit exactement la Veſſie. Ayant
» réfléchi ſur l'état de ce Curé, nous
» jugeâmes, de concert, qu'il valoit mieux
» tenter un remède douteux, que de le
» laiſſer mourir faute de ſecours. En con-
» ſéquence l'opération fut faite l'après-
» midi, en préſence du Médecin de la
» Paroiſſe, d'un Chirurgien de Gand qui

» avoit été demandé avec moi, & du
» Bourguemestre du lieu. Le N°. 13 me
» mit pleinement à portée d'embrasser avec
» ma tenette une pierre d'une grosseur
» énorme, que je tirai avec un peu de
» peine. Le poids de cette pierre ne répon-
» doit point à sa grosseur, il n'étoit que
» de six onces & demi.

» Le malade fut ensuite couché, il té-
» moigna une entière satisfaction, il ex-
» prima son contentement par différentes
» démonstrations de reconnoissance. Après
» avoir ordonné le régime & la conduite
» qu'il falloit tenir, je partis & laissai le
» malade aux soins du Médecin. Je reçus
» le lendemain une Lettre, par laquelle
» on m'informoit que M. le Curé avoit
» bien passé la nuit, & qu'il avoit dormi
» par intervalle. La journée du lendemain
» fut passable; la fiévre devint plus forte
» la nuit d'après, elle ne fit qu'augmenter
» jusqu'à la mort du malade qui arriva le
» troisième jour, dans son lit, & non
» sur la table, comme le dit faussement
» M. Vandergracht.

» Voilà, Monsieur, le fait au vrai, je
» vous prie en conséquence de me justi-
» fier en le mettant au jour, & de me
» croire très-parfaitement, &c.

Signé, *De Pape, fils.*

» Cette Lettre dément complettement » votre assertion, elle donne l'histoire » d'une taille très-bien faite, mais déter- » minée par une très-grosse pierre, & où » il s'est rencontré des complications in- » surmontables. Enfin le malade loin de » mourir, comme vous l'annoncez, sur » la table, a vécu trois jours, il a même » donné de l'espérance pendant les deux » premiers. Convenez, Monsieur, que » votre conduite est bien repréhensible & » bien condamnable. Je finis par vous prier » de ne plus paroître comme agresseur, » vous n'y trouveriez pas votre compte. » J'ai l'honneur d'être, &c.

Signé, *Plancque.*

Je n'ajouterai rien à la défense de M. Plancque. Vous connoissez sa probité & sa prudence. Il est trop honnête homme pour trahir la vérité ; & si la tentation d'y manquer pouvoit le prendre, ce ne seroit pas à propos d'un fait qui s'est passé dans un Hôpital Militaire, c'est-à-dire, en présence de quantité de témoins.

6°. *Un enfant de Tournay opéré par M. Maisonfort, ne put être délivré de la pierre, il la lui a laissée dans la Vessie ; j'attends des nouvelles pour l'aller opérer.*

Le Sr Vandergracht attend encore. Du

reſte n'y auroit-il pas un peu de rivalité de ſa part ? L'on ſçait que le Sr Vandergracht a joui pendant pluſieurs années de la penſion de Lithotomiſte de la ville de Tournay ; & que M. de Maiſonfort, après pluſieurs tailles très-heureuſes faites avec le Lithotome caché, demanda & obtint d'être ſubſtitué au Sr Vandergracht pour la taille & pour la penſion. Ce dernier, ſenſible à la préférence, murmura, s'en plaignit, fit des amis, mais inutilement. Le bien public, qui avoit ſollicité pour M. Maiſonfort, exigeoit de la ſageſſe de Mrs du Magiſtrat de Tournay, qu'ils ne ſe départiſſent pas du choix qu'ils avoient fait. C'eſt ſans doute ce motif qui a engagé le Sr Vandergracht à lancer le trait contre ſon rival. Le dépit de ſe voir ſupplanté a ému ſa charité, avec auſſi peu de fondement & de raiſon, qu'il en a montré envers moi & tant d'autres de ſes Confrères.

Quoiqu'il en ſoit, j'en ai écrit à M. Maiſonfort qui m'a répondu : » J'ignore ce » que le Sr Vandergracht veut dire par » l'apoſtrophe qui me regarde. Quand il » aura taillé le Sujet, il aura la bonté de » me le faire ſçavoir. En attendant je ferai » toute perquiſition pour connoître cette » ſupercherie.

Depuis

Depuis lors, rien de nouveau. Le ſieur Vandergracht attend toujours, & il attendra long-tems pour aller tailler l'enfant que M. Maiſonfort a manqué. S'il fonde là-deſſus l'eſpérance de récupérer ſa penſion de Tournay, je lui promets qu'il n'aura jamais cette ſatisfaction. Mais le ſieur Vandergracht, qui s'érige en Redreſſeur des torts ſuppoſés des autres Lithotomiſtes, auroit bien dû ſe rappeller, en forgeant cette anecdote, l'aventure qui lui eſt perſonnellement arrivée, celle du fils Sance. Dans l'eſpace de cinq ſemaines, l'habile Opérateur avoit taillé deux fois cet enfant. La première, il lui avoit tiré quelques débris d'une pierre aſſez groſſe ; la ſeconde, après avoir tourmenté, tenaillé le malade, il avoit encore été obligé de renoncer à l'extraction du corps étranger. Pour comble d'infortune, deux fiſtules, que le ſieur Vandergracht panſa inutilement pendant quatre mois, renouvelloient à chaque inſtant le ſouvenir cruel des deux opérations.

A quelque tems de-là, je fus appellé ; & par le ſecours du Lithotome caché, je ne délivrai pas ſeulement le fils Sance d'une pierre peſant deux dragmes & demi, mais encore des deux fiſtules, reſtes malheureux des tailles funeſtes du ſieur Vandergracht.

Des circonſtances, à peu près ſemblables à celle où je me trouve, m'obligèrent dans le tems à rendre publique, par une Lettre imprimée, l'hiſtoire détaillée de la guériſon du fils Sance. Je l'appuyai de ſi bonnes preuves, que le ſieur Vandergracht fut forcé de mordre le frein, & de garder le ſilence le poignard dans le cœur. Après une aventure auſſi humiliante, lui convenoit-il de ſe faire un trophée, quand même il eût été vrai, d'avoir à tailler un enfant manqué par M. Maiſonfort ?

Suivons notre faiſeur d'épîtres. 7°. *Trois pierreux à Saint-Omer, opérés par des Chirurgiens-Majors*, ſavoir, *une femme morte deux jours après l'opération, & deux enfans qui ſont morts, l'un dans la même nuit de l'opération, & l'autre le lendemain.*

Le ſieur Vandergracht eſt riche en imputations, il eſt en revanche très-pauvre en preuves. Je le défie de juſtifier que les trois pierreux, dont il parle, ayent été taillés avec le Lithotome caché. Je vais d'ailleurs porter le flambeau de la vérité ſur des faits que l'on s'eſt efforcé de dénaturer depuis dix ans, & que l'on a pris plaiſir de répandre ſur des ouis dire, dont l'infidélité eſt aujourd'hui démontrée.

Des trois Sujets de Saint-Omer, aucun n'a été taillé avec le Lithotome caché. Deux ont été opérés à une autre méthode, le troisième avec un Bistouri caché, très-courbe, de l'invention de M. Mainvielle, Chirurgien-Major du Régiment de Poitou, instrument méprisable, qui n'est rien moins que le Lithotome caché du célèbre Frère Cosme.

Mon garant n'est pas suspect. Dans le tems que les faux bruits couroient, & que l'on avoit la fureur de décrier, à tout prix, le Lithotome caché, j'écrivis à ce sujet à M. Marchant, Chirurgien-Major du Régiment d'Infanterie Allemande de Benthem, de qui je reçus la réponse suivante.

A Saint-Omer, le 3 Juin 1755.

» Ce fut, Monsieur, le 24 du mois
» dernier, que M. de Mainvielle opéra
» ici un enfant de huit ans, en présence
» de M. Senz, Médecin de Montpellier,
» & Chirurgien-Major de l'Hôpital Mili-
» taire; de MM. Oulés de Royal-Bavière,
» la Parette de celui de Provence, & de
» moi qui fut destiné par l'Opérateur pour
» lui tenir la sonde.

» Je veux vous épargner un détail long

» & très-ennuyeux ; j'ai deſſein de vous » inſtruire ſeulement que le Lithotome » dont ſe ſervit M. Mainvielle, n'a aucun » rapport avec celui de notre illuſtre » Feuillant ; auſſi fit-il une mauvaiſe taille, » dont le malade fut la victime.

» Il y a dix-huit mois qu'il fit deux » tailles dans la même Ville à une autre » méthode, & qui eurent le même ſuccès.

» Mais vous connoiſſez, Monſieur, le » prétendu Lithotome caché de M. Main-» vielle ; je ſçais que vous l'avez vû chez » M. Plancque, Chirurgien-Major de » l'Hôpital Militaire de Lille, à qui le » ſieur Mainvielle l'avoit envoyé. Je ne » ſçais quel jugement vous en avez por-» té ; mais tel qu'il puiſſe être, je vous » garantis cet inſtrument très-propre à » produire d'auſſi mauvais effets, que » celui du Frère Coſme eſt capable d'en » produire de bons. J'ai l'honneur d'ê-» tre, &c.

Signé, *Marchant.*

Je ne pouvois mieux m'adreſſer : un Chirurgien-Major qui a tenu la ſonde à l'Opérateur, eſt certainement bien croyable. J'y joins le témoignage de M. Plancque, dont M. Marchant parle dans ſa Lettre.

» Nous, Chirurgien-Major des Hôpi-
» taux Militaires de cette place, certi-
» fions que M. Mainvielle, Chirurgien
» Major du Régiment de Poitou, Infan-
» terie, étant chez moi au commence-
» ment de l'année 1754, me proposa un
» Lithotome caché, corrigé par lui, &
» fabriqué sur sa correction par un Cou-
» telier de Cambray. Lequel Lithotome
» réunissoit excellemment toutes les par-
» ties de la taille latérale. Sur cet exposé,
» je priai mondit sieur Mainvielle de m'en
» envoyer un, lorsqu'il seroit de retour à
» Cambray, où son Régiment étoit alors
» en garnison, ce qu'il fit quelques jours
» après. Mais je fus fort surpris en exa-
» minant, avec plusieurs de mes Confrères,
» ce prétendu Lithotome caché, en ce
» qu'il ne ressembloit point du tout, quant
» à ses dimensions, au véritable Litho-
» tome du Frère Cosme: il étoit très-
» courbe, un pouce & demi plus court
» que celui de l'illustre Feuillant; & lors-
» qu'il étoit ouvert, l'angle que décrivoit
» la lame d'avec la gaîne, étoit droit. Ce
» qui me fit soupçonner, avec raison, qu'il
» pouvoit causer de grands desordres, soit
» du côté de sa grande courbure, ou de
» celui de son extrême écartement. Ce
» qui me détermina de ne vouloir en faire

» aucun uſage, & de le renvoyer à Cambray à l'Auteur de cette prétendue correction, lui marquant avec franchiſe les défauts eſſentiels que j'avois obſervés.

A Lille le 26 Juin 1757. Signé *Plancque.*

Que l'on ceſſe donc de mettre ſur le compte du Lithotome caché, les trois tailles de M. Mainvielle à Saint-Omer, ou que l'on me fourniſſe des preuves capables de détruire celles dont je ſuis muni. J'en dis autant du Carme que M. Mainvielle a opéré à Cambray, auquel ſe rapportent ces expreſſions du ſieur Vandergracht, *un Carme Déchauſſé opéré à Cambray, périt ſix minutes après l'opération faite par un Chirurgien-Major.*

L'on a chargé, contre toute vérité, le Lithotome caché de cet événement, en ajoutant, pour rendre le fait plus touchant, que le taillé étoit mort d'hémorrhagie. Jamais fauſſe ſuppoſition ne fit tant de bruit. On l'imprima dans les Mémoires de l'Académie Royale de Chirurgie, parce que, ſans doute, l'on fit à cette Compagnie un rapport ajuſté de manière à donner quelque apparence à la calomnie. Le fait une fois tranſmis dans ces Archives reſpectables, fut répété, copié, imprimé, réimprimé juſqu'à ſatiété & juſqu'au dégoût. Le Carme de Cambray a figuré enfin, avec distinction, pendant dix ans, dans toutes les Brochures contre le Lithotome caché.

J'ignore quels moyens l'on a employés pour séduire l'Académie de Chirurgie; mais je sçais que le Carme a été opéré par M. Mainvielle, & qu'il n'est pas mort d'hémorrhagie. Je m'appuie sur un certificat d'un témoin oculaire.

» Je soussigné, certifie que le sieur Mainvielle, Chirurgien-Major du Régiment » de Poitou, Infanterie, a taillé à Cambray, le 21 Mai 1754, le Révérend Père » Aubert, Carme Déchaussé du Couvent » de ladite Ville, qu'il lui a tiré, par cette » opération, une pierre du poids de sept » onces; qu'il n'y a point eu d'hémorrhagie; que le malade a chanté le *Te Deum*, » en voyant le corps étranger. Mais qu'environ une demi-heure après ladite opération, il s'est trouvé pris de suffocation, » occasionnée par un accès d'asthme auquel il étoit sujet depuis très-long-tems, » & qui alors le saisit si violemment, qu'il » mourut presque subitement. J'étois le » garde de ce malade, avant, pendant » & après l'opération, & j'ai été présent » à tout. On a ouvert le corps, & l'on a » trouvé un côté du poulmon desséché.

» Je certifie ces faits véritables. A Mons,
» ce 31 Janvier 1764.

Signé, *Frère Josse Marie de St Cassien, Carme Déchaussé.*

C'est la passion des Antagonistes du Lithotome caché, de le souiller de quelque bonne hémorrhagie. Mais vous voyez, Monsieur, qu'ils n'y réussissent pas, même en le rendant complice des fautes de M. Mainvielle, qui s'est fait une méthode meurtrière de tailler. Car, encore un coup, l'instrument de ce Chirurgien est tout différent de l'admirable Lithotome de notre Maître. Il est inepte, mal imaginé, sans combinaison, sans rapport dans ses différens degrés d'écartement; c'est enfin un Lithotome, si l'on veut, mais un Lithotome corrompu. Cette expression *corrompu*, quoique vraie & appropriée, a soulevé nos Envieux. Ils ont pris la chose au sérieux & au tragique. A entendre l'un d'eux, dans ses écrits, le bras séculier auroit dû s'armer contre nous. Mais l'on s'est apperçu, malgré la véhémence de la déclamation, que l'Orateur, qui n'avoit que des mots & point de preuves à donner, tâchoit de se sauver à travers beaucoup de verbiages, & d'un fatras inutile d'érudition.

Je termine cet article par vous rappeler

l'avertissement inséré dans l'addition au Recueil (*a*) sur la Taille. Le Frère Cosme y déclare hautement, *que ceux qui se serviront de Lithotomes fabriqués chez d'autres Ouvriers que le Coutelier qu'il a indiqué dans l'Anonyme, & qui n'y joindront pas la situation horizontale, ne seront point réputés suivre sa méthode; parce qu'il a vû*, dit-il, *plusieurs Lithotomes fabriqués en Province, remplis de défauts qui peuvent faire manquer l'opération.* Après une déclaration aussi précise, nous devons mépriser tout Discoureur qui viendra publier qu'un tel Pierreux est mort entre les mains d'un tel Partisan du Lithotome caché, à moins qu'il ne commence par prouver que le malade a été opéré avec le vrai Lithotome, & à la vraie méthode du célèbre Feuillant.

Grace au Ciel ! je suis parvenu à la dernière accusation du sieur Vandergracht. Elle attaque notre digne & respectable Maître. *J'oublie*, dit-il, *qu'un Monsieur près d'Arras, opéré par le Frère Cosme, à Paris, est mort le troisième ou le quatrième jour.*

Notre Epilogueur veut parler de M. le Marquis de Goui, du Pays d'Artois. Eh bien, ce Monsieur a été taillé le 5 Mai

(*a*) Imprimé à Paris, chez d'Houry, en 1753.

1763, & ne mourut que le 19 du même mois. Mais une différence de dix à onze jours, est une bagatelle pour le sieur Vandergracht. Il est heureux quand on n'a rien à lui reprocher de plus. S'il est d'ailleurs curieux de sçavoir les détails & les circonstances de cette opération, il est aisé de le satisfaire.

M. le Marquis de Goui étoit âgé de 68 ans. Il avoit commencé depuis 8 ans à souffrir lorsqu'il urinoit, & depuis 3 ans il étoit attaqué de rétention considérable. Il ne rendoit plus qu'avec la sonde, qu'il ne pouvoit garder un instant après qu'elle avoit produit son effet. Les douleurs furent extrêmes durant les deux dernières années. On le sondoit au moins vingt fois par vingt-quatre heures; & chaque obligation de le sonder étoit précédée d'un accès de tenesme, qui duroit plusieurs minutes, avec des hurlemens & des efforts convulsifs qui faisoient frémir les assistans. L'accès terminé, on introduisoit la sonde pour une cuillerée ou deux d'urine, & d'autant de pus verdâtre, d'une fétidité insupportable. On y faisoit succéder sur le champ une injection émolliente, dont on laissoit une partie dans la vessie en retirant la sonde, ce qui calmoit un peu la vivacité des douleurs. M. le Marquis de

Goui avoit deux ſondeurs, & l'un ou l'autre reſtoit continuellement près de lui. Ce ne fut qu'après avoir été ainſi ſondé une infinité de fois, & qu'il eût épuiſé tous les ſecours de ſon Pays, qu'il ſe fit tranſporter à Paris, pour y conférer avec les plus habiles de ceux, par l'avis deſquels il avoit ſubi le traitement d'un mal vénérien, dont il n'étoit point infecté.

Juſques-là on avoit ſuppoſé des ulcères dans la veſſie, les proſtates, ſans rien ſoupçonner de plus. Mais à ſon arrivée à Paris, on reconnut deux pierres dans la veſſie. Ce qu'il y a de plus incroyable, c'eſt qu'aucun de ceux qui avoient ſondé M. le Marquis de Goui, & qu'il aſſuroit avoir tous conſultés, ne s'étoit aviſé de rencontrer le corps étranger. Sur le champ, il voulut être taillé. On ne lui diſſimula point le danger de ſon état, tant du côté de l'épuiſement qui étoit extrême, que de celui de la qualité de ſon mal qui affectoit toute la machine. M. le Marquis de Goui préféra l'opération, & en quelque ſorte, la mort, à l'excès de ſes douleurs.

On tira trois pierres qui ſe briſèrent dans la tenette. La veſſie exhala, à ſon ouverture, une infection cadavéreuſe, ſemblable à celle des charognes au plus haut période de leur corruption. Cette ouverture ne ſervit de rien pour l'évacuation des urines. On fut encore obligé de ſe ſervir de la ſonde, mais plus rarement, c'eſt-à-dire de trois heures en trois heures; parce qu'il ne pouvoit ſouffrir ni canule dans la plaie, ni ſonde permanente dans le canal. Quoiqu'il y eût toujours du pus mêlé avec les urines, il y avoit apparence de guériſon. Mais l'onzième jour, au ſoir, le malade fut ſaiſi d'un friſſon, auquel ſuccédèrent de la chaleur & de la moiteur. Cet accident fit ſoupçonner quelque reflux de ſuppuration, ſans néanmoins que l'on pût connoître l'endroit qui la fourniſſoit. Le ſoupçon ſe réaliſa par la répétition des friſſons qui devinrent fréquens. Les forces déclinèrent juſqu'au 14me. jour, que M. le Marquis de Goui ſuccomba. Après ſa mort, il rendit par la bouche beaucoup de matières purulentes, & auſſi fétides que celle qui ſortoit de la veſſie avant l'opération. Toute la région des reins & des lombes prit une couleur violette : preuves bien évidentes de la putridité générale dont le défunt étoit affecté depuis long-temps. Auſſi ne fit-on aucune inſtance, pour l'ouverture du cadavre ; auprès d'une épouſe & d'une fille éplorées, qui avoient accompagné M. le Marquis de Goui, & qui étoient fort affligées de ſa perte.

Le ſieur Vandergracht peut maintenant choiſir, dans ce récit, les traits qui lui conviendront le mieux pour éguiſer l'énergie de quelque nouveau menſonge. Tout eſt poſſible à quiconque poſsède auſſi ſupérieurement que lui l'art de corrompre & d'empoiſonner les faits. Mais avant que d'attaquer le ſieur Vandergracht avec les mêmes armes que je me ſuis défendu, c'eſt-à-dire, des raiſons & des preuves, dois-je laiſſer ſubſiſter l'idée qu'il a voulu inculquer par ſa Lettre, que le plus grand nombre de ceux que nous avons taillés, eſt mort de l'opération? Vous me permettrez donc, Monſieur, de mettre les bons ſuccès à côté des mauvais.

J'obſerve d'abord que le ſieur Vandergracht nous reproche ſeulement les morts de ſix pierreux, ſouſtraction faite des trois de Saint-Omer, du Carme de Cambray, qui ne furent point opérés avec le Lithotome du Frère Coſme, & du quatrième de ſa liſte, qui fut guéri. Mais afin que mon Adverſaire ne ſe donne pas la torture par des perquiſitions qui, peut-être, ne lui réuſſiroient pas, je vais lui indiquer très-généreuſement, cinq autres ſujets opérés avec le Lithotome caché, qui ont ſuccombé à l'opération ; ſavoir, deux de plus pour le compte de M. de Pape, un pour celui de M. Maiſonfort, un pour M. Cambon à Mons, & celui qu'a perdu M. de Grave à Bruxelles ; ce qui fait en total dix : de manière que ce petit nombre de morts comprend les mauvais ſuccès que neuf diſciples du Frère Coſme ont éprouvés pendant l'eſpace de douze années. Mais combien en ont-ils opéré ? Combien en ont-ils guéri dans le même intervalle ? C'eſt, en effet, ce qui eſt très-important de ſavoir, & ce que je vais faire connoître.

Liſte des Tailles faites en Flandre avec le Lithotome caché.

Noms des Opérateurs.	*Nombre des Opérations.*	*Guéris.*	*Morts.*
Le Frere Coſme demandé à Lille en Sept. 1760. . .	. . 4 . .	. 4 .	.
M. Maiſonfort à Tournay.	. . 22 . .	. 21 .	. 1
M. de Pape à Gand . . .	. . 19 . .	. 16 .	. 3
M. Cambon à Mons. . .	. . 30 . .	. 29 .	. 1
M. Plancque à Lille. . . .	. . 11 . .	. 10 .	. 1
M. Deſcamps à S. Omer..	. . 7 . .	. 6 .	. 1
M. de Grave à Bruxelles..	. . 13 . .	. 12 .	. 1
M. Jadot ſon ſucceſſeur. .	. . 1 . .	. 1 .	.
M. Robert à Lille	. . 1 . .	. 1 .	.
Et moi.	. . 21. .	. 17 .	. 3
	129	117	11

Total cent vingt-neuf ; onze ont ſuccombé, cent dix-huit ſont guéris ; & tous l'auroient été, ſans des complications que rien n'étoit capable de ſurmonter. Voilà de quoi raccommoder le Lithotome caché avec ceux que le récit infidèle du ſieur Vandergracht auroit pu indiſpoſer contre cet inſtrument.

Le ſieur Vandergracht pourroit peut-être nier les guériſons, & prendre acte de l'aveu que nous faiſons des onze morts, taillés par nos mains. Pour lui enlever cette petite reſſource, je ne connois pas de moyen plus propre que de lui décliner les noms, ſurnoms & demeures de ceux que j'ai opérés, en le défiant de me trouver en défaut. Le nombre n'eſt pas prodigieux ; mais je ſuis véridique. Je dis ce que j'ai fait, ſans rien diminuer & ſans rien ajouter : &, après tout, un pilote qui connoît bien la carte, & qui a fait vingt fois le voyage de l'Amérique, ne mérite-t-il pas autant de confiance que celui qui y a été plus ſouvent, ſur-tout ſi ce dernier a fait des fréquens naufrages ?

N°. 1. Le nommé Auguſte, âgé de ſept ans, fils de Henri, Cantinier au quartier de la Magdeleine à Lille, fut opéré le 21 Décembre 1754. Je lui tirai, à la faveur du N°. 9, une pierre de la groſſeur d'un œuf de pigeon, & du poids d'une demi-once. Ce malade fut très-bien guéri dix-neuf jours après l'opération.

N°. 2. Philippe Joſeph, âgé de dix ans & demi, fils de Pierre-Joſeph Sance, Facteur de Guy, demeurant cour des bons Enfans, fut taillé le 12 Avril 1756. Le Lithotome mis au N°. 9, je tirai, avec beaucoup de facilité, une pierre du poids de deux dragmes & demi, & de la groſſeur d'un petit œuf de pigeon applati. La guériſon ſuivit de près. C'eſt le Sujet que le ſieur Vandergracht avoit manqué deux fois, & qu'il avoit doublement eſtropié.

N°. 3. André Joſeph, âgé d'onze ans, fils de N. le Fer, Batellier de la Baſſe-Deûle, fut opéré, rue de la Comédie, au commencement de Juin même année 1756. Je lui tirai, à la faveur du 11e degré d'écartement, une pierre du poids d'une once; il fut bien guéri avant la fin dudit mois de Juin.

N°. 4. Pierre-Joſeph, âgé de cinq ans, fils de Michel-Joſeph Averlan, Maître Savetier, rue des Foſſés neufs, fut taillé au N°. 7. Le 26 Juillet de la même année 1756, je fis, avec facilité, l'extraction d'une pierre très-ſolide du poids de deux dragmes

dragmes & demie. La plaie fut bien cicatrisée le 9e jour.

N°. 5. Ce même Sujet fut taillé une seconde fois le premier Juin de l'année 1757. Je mis le Lithotome au 9e degré de dilatation, & je fis l'extraction d'une pierre ronde du poids d'une demi-once. Ce malade fut bien guéri le 12 du même mois.

N°. 6. Pierre Louis, âgé de six ans & demi, fils de Pierre-Ignace le Clercq, fut opéré au N°. 5 le 14 Juillet 1757. Je tirai une pierre murale de la grosseur d'un noyau de prune; le malade mourut le 2e jour.

La poitrine qu'il avoit très-mauvaise, & qui étoit en suppuration, m'avoit déjà déterminé à ne point l'opérer; mais des douleurs extrêmement aiguës, auxquelles il ne pouvoit plus résister, & les sollicitations pressantes de plusieurs personnes du voisinage, me firent tenter l'opération. Malgré cela, il donnoit des espérances les deux prémiers jours: mais des chaleurs excessives, un violent orage qui éclata la nuit suivante, dérangèrent la progression; la fièvre qui survint porta à la poitrine, & le malade mourut, pour ainsi dire, étouffé.

N°. 7. Thomas Joseph, âgé de 12 ans,

fils de Jean-Baptiste Spièce, demeurant rue du Mai, fut taillé le 9 Mars 1758. Le N°. 11 me donna toute facilité de tirer une pierre de la grosseur d'un œuf de poule, & du poids d'une once & demie. Malgré une fièvre vermineuse, qui survint le 6e jour, il fut parfaitement guéri le 26 du même mois.

N°. 8. Jean Baptiste, âgé de 16 ans, fils de Joseph Royal, demeurant Cour-Fleur, proche l'Hôpital Général, fut opéré au N°. 9 le 11 Janvier 1759. Je fis l'extraction d'une pierre murale du poids d'une demi-once. Royal fut bien guéri le 17e jour après l'opération.

Si la crainte de compromettre notre réputation pouvoit empêcher les secours que nous devons par état aux infortunés, Royal étoit dans ce cas : il étoit né avec la pierre, & par-conséquent livré, dès le moment de son existence, aux douleurs les plus cuisantes. L'incontinence d'urine, & un cours de ventre habituel, furent les premiers & les plus légers accidens qui se joignirent aux symptômes du calcul ; la région des reins, qui devint œdémateuse & douloureuse, annonça la purulence de ces organes. Le pus, que charioient les urines, paroissoit au moins le manifester. Enfin, Royal tomba insensiblement dans la fièvre lente, & dans le suprême degré de marasme.

Ce fut dans cet état, & au mois de Septembre 1758, qu'il fut mis à l'Hôpital-Comtesse pour y être taillé. Le sieur Vandergracht, Lithotomiste de cet Hôpital, se donna la peine de l'observer pendant plusieurs semaines; mais, après un examen réfléchi, il jugea l'état de ce malade au-dessus de toute ressource, & le renvoya comme incurable. Dans cette extrêmité, la mort étoit l'unique consolation qu'imploroit Royal: mais la mort étoit sourde à ses cris. Cependant l'affreuse situation, dans laquelle étoit réduite cet infortuné, attira la compassion de M. Grandel, Pauvrieur du quartier, homme charitable, & vraiment digne d'éloges par le bien qu'il procure aux pauvres qui ont le bonheur d'être sous lui. Emu de pitié pour le malheureux Royal, il me fit prier de le voir. Je fus frappé de tant de complications. J'entrepris néanmoins de lui sauver la vie: & après avoir fait constater son état par sept Maîtres en Chirurgie expérimentés, auxquels se joignit M. Plancque, Chirurgien-Major des Hôpitaux Militaires, je l'opérai, & je le guéris. C'est ainsi que Royal, taillé presque agonisant, au milieu de l'hyver, fut rendu, en moins de trois ſemaines, à la ſociété. Le ſieur Vandergracht l'avoit abandonné dans la bonne ſaiſon ; le Lithotome caché fut ſon ſauveur dans la plus mauvaiſe.

N°. 9. Jean-Baptiſte Couthier, âgé de 14 ans, demeurant chez M. Baugamont ſon beau-père, marchand Parfumeur, rue de la Clef, fut taillé le 3 Février 1759. Je lui tirai, au onzième degré d'écartement, une pierre ronde, murale, du poids de deux onces ; le malade mourut le 4e jour.

N°. 10. Alexandre Baillé, âgé de quatorze ans, demeurant chez le ſieur Baillé ſon père, au cul-de-ſac, fut taillé au N°. 9 le 22 Septembre 1759. Je fis l'extraction de deux pierres, la plus groſſe peſant une once, & la ſeconde une demi-once. Il fut très-bien guéri le premier Novembre ſuivant.

N°. 11. Le fils du nommé Deſſalle, à Mons-en-Barœil, près de Lille, âgé de 13 ans, fut taillé le 8 Octobre 1759. Je lui tirai une petite pierre de la groſſeur d'un noyau de prune ; il fut parfaitement guéri le 3 Novembre ſuivant.

N°. 12. Philippe-Joſeph Sance, deuxième de cette liſte, fut opéré une ſeconde fois au mois de Juillet 1760. Je lui tirai, au N°. 9, deux pierres ; l'une du poids d'une once, & l'autre de ſix dragmes. Il fut très-bien guéri 35 jours après l'opération.

N°. 13. Druon Lienard, âgé de 33 ans, natif de Valenciennes, fut opéré le premier Novembre 1760. Je fis, à la faveur du N°. 13, l'extraction d'une pierre murale, ronde, du poids de ſix onces. Malgré une fièvre maligne, qui s'empara du malade le 10e jour, il fut très-bien guéri le 11 Décembre ſuivant.

N°. 14. Le fils du nommé Dutrieux, à Mons en Barœil, âgé de 13 ans, fut opéré le 12 Mars 1761. Le Lithotome ouvert au 11e degré, je fis l'extraction d'une pierre du poids d'une once & demie; le malade fut guéri le 18 Avril ſuivant.

N°. 15. Charles Joſeph, âgé de cinq ans, fils de Joſeph le Roy, demeurant dans la rue Saint-Sebaſtien, fut taillé le 31 Mai 1762. Je lui tirai, par le N°. 9, une pierre murale du poids d'une demi-once; il fut très-bien guéri le 10e jour après l'opération.

N°. 16. Louis, âgé de 8 ans, fils de M. Letocart, Négociant rue Notre-Dame, taillé au N°. 9. Le 8 Septembre 1763, je lui tirai une pierre murale, exactement ronde, du poids d'une demi-once. La cure n'a duré que vingt-deux jours, malgré l'épuisement extrême dans lequel étoit ce malade lors de l'opération.

N°. 17. Denis-François Joseph, âgé d'onze ans, fils de N. le Secq, Batellier, fut taillé sur le grand rivage le 29 Septembre 1763. Je tirai, à la faveur du N°. 9, une pierre murale du poids d'une once; ce malade fut très-bien guéri au commencement du mois de Novembre suivant.

N°. 18. Jean-Baptiste Joseph, âgé de 8 ans & demi, fils de N. du Val, natif de Merville, fut opéré le 18 Novembre 1763. Le N°. 9 me donna toute la facilité possible, pour tirer une pierre plus grosse qu'un œuf de pigeon, & du poids d'une once; ce malade fut très-bien guéri le 2 Décembre suivant.

N°. 19. Jean-Baptiste, âgé de six ans & demi, fils de N. Loccre, Boutonnier, rue de l'Abbaye de Loos, taillé le 13 Octobre 1764 : le N°. 9 suffit pour tirer une pierre murale du poids d'une once. Ce malade fut très-bien guéri le 9 Novembre suivant.

N°. 20. Augustin Joseph, âgé de 13 ans, fils de Paul-Joseph Delvalée, Maître Tailleur, rue d'Amiens, taillé le 19 Juin 1765. Le N°. 7 suffit pour tirer deux pierres, pesant ensemble une demi-once. Ce malade fut parfaitement guéri en 11 jours.

N°. 21. Charlemagne Joſeph, âgé de douze ans, fils de Dominique Barbion, demeurant rue du Pont-à-Reine, taillé au N°. 9 le 22 Novembre 1765. Je tirai une pierre exactement ronde & murale, du poids de cinq dragmes. Ce malade n'a éprouvé aucune eſpèce d'accidens, pas même la fièvre ; il a été bien guéri en quinze jours. Il faut obſerver que c'eſt le douzième de ma liſte guéri de ſuite. Mrs Savarin père & fils, M. Corroyer, tous les trois Médecins de la Faculté de Douay, ont été préſent à cette opération.

Sur vingt-un, j'ai donc perdu trois Sujets. Mais faites attention que je n'ai pas refuſé mon miniſtère à qui que ce ſoit. J'ai taillé indifféremment tous ceux qui ont imploré le ſecours de l'Art. L'état d'épuiſement, la qualité des complications, rien ne m'a arrêté. Le ſieur Vandergracht eſt plus prudent ; le délaiſſement de Royal en eſt la preuve. Mais quoique j'aie donné priſe ſur moi à mes ennemis, je ne me répens pas de l'excès de mon zèle. Si j'avois été plus circonſpect, que ſeroit-il arrivé ? Le Clercq, qui avoit le poulmon en ſuppuration ; Devrée, qui avoit un abcès dans les reins ; Couthier, qui étoit ſujet à des accès d'épilepſie, ne ſeroient pas moins morts ; Sance & Royal ne ſeroient pas guéris. Je ne connois rien de ſi conſolant, que de pouvoir ſe dire : Sans moi, un tel ne ſeroit plus ; & dût la jalouſie s'armer de tous ſes traits pour entamer ma réputation, je préférerai toujours le plaiſir de ſauver un de mes ſemblables, à la foibleſſe de menager ma fortune.

Le ſieur Vandergracht a bien d'autres exploits à nous vanter. Écoutez-le : *il a taillé, depuis ſeize ans, deux cens vingt-ſept Sujets ; il n'en a perdu que ſeize, & aucun d'hémorrhagie.* Je reconnois bien-là la modeſtie & la bonne foi de l'homme. Mais il me permettra de n'en rien croire auſſi longtemps qu'il ne donnera point la liſte chronologique de ſes tailles ; c'eſt-à-dire, les noms, ſurnoms, âges, profeſſions & demeures de ceux qu'il a opérés ; enſemble l'année, le mois, le jour de chaque opération. S'il n'en impoſe pas, rien ne lui eſt plus aiſé que de ſuivre mon exemple ; ſinon nous croirons que ſur quatre Sujets, il en a au moins perdu un, ainſi que tous ceux qui pratiquent la même méthode que lui (*a*).

(*a*) Voyez l'Addition au Recueil ſur la Taille, publié par le Frère Coſme, pag. 165.

En attendant, je vais effectuer ma promesse, & dévoiler la turpitude du Sr Vandergracht. Ce qui a irrité davantage cet habile Lithotomiste, c'est l'imputation qu'il avoit perdu deux Sujets d'hémorrhagie, Gossart & Leleu : il est surpris d'apprendre que des *Imposteurs* aient débité cette fable, qui *est très-fausse*. Il convient néanmoins d'avoir taillé Gossart ; mais voici son histoire. *Ce Gossart*, dit-il, *est mort cinq jours après l'opération, non pas d'une hémorrhagie, mais d'une grande douleur de côté ; pleurésie caractérisée*. Il falloit en effet que la douleur fut bien grande, pour faire mourir Gossart. *Il étoit d'ailleurs malade depuis longtemps*. Oh vraiment je le crois ; les pierreux d'ordinaire ne se portent pas bien. *De plus, il avoit pris une drogue*. Le sieur Vandergracht auroit dû nous instruire du nom de cette drogue. En connoissez-vous, Monsieur, qui provoquent l'hémorrhagie ? C'est une de cette espèce que Gossart aura prise ; car il y a longtemps que je tiens la preuve qu'il est mort de cet accident. J'avois vu & sondé Gossart avant le sieur Vandergracht. J'avois même promis à Mad[e]. Spillaert, sa marraine, de lui faire charitablement l'opération. Le sieur Vandergracht vint à la traverse, & m'escamota furtivement le

Sujet. Piqué de l'aventure, j'épiai ſes démarches, & je ſuivis les traces de l'Opérateur. Je fus bien ſervi. Un Médecin qui n'eſt plus, & qui avoit été préſent à l'opération, m'en rendit un compte exact. Il fit plus, il me donna ſon atteſtation conçue dans les termes ſuivans.

» Je ſouſſigné, Médecin de Lille en » Flandre, certifie avoir été préſent à l'o- » pération de la taille que le ſieur Vander- » gracht, Maître en Chirurgie, & pen- » ſionné pour la Lithotomie de cette ville, » a faite le trois de Mars mil ſept cent cin- » quante-ſept, au nommé Pierre-François- » Joſeph Goſſart, âgé d'environ trente ans. » Par cette opération le ſieur Vandergracht » tira une pierre de la groſſeur d'un œuf » de poule ; mais l'hémorrhagie fut ſi con- » ſidérable, que tous les aſſiſtans en furent » émus ; j'en fus ſi frappé moi-même, que » je tombai en ſincope. Le ſieur Vander- » gracht fut ſeul intrépide ; il dit deux ou » trois fois, en entendant le murmure des » aſſiſtans, que ce n'étoit rien. Mais l'é- » vènement juſtifia nos craintes, puiſque » le malade mourut le lendemain matin. » En foi de quoi, j'ai délivré la préſente » atteſtation, qui eſt exactement confor- » me à la vérité. Fait à Lille, ce 25 Juin » 1757. Signé, *Deſmazières*, *Méd.*

Je gage que mon agreſſeur ne me ſoupçonnoit point armé d'une pièce ſi victorieuſe, & qui me diſpenſe de recourir aux témoignages des vivans. Sans doute qu'il ne dira pas que j'ai reſſuſcité les morts, pour en tirer des preuves contre lui.

Pourſuivons. *A l'égard de Jean-Baptiſte Leleu*, dit le ſieur Vandergracht, *je ne le connois pas.* Cela eſt bref ; mais auſſi l'on ne peut pas toujours ſuppoſer qu'un taillé a pris des drogues malfaiſantes & meurtrières. Tâchons pourtant de le lui faire connoître. Il y a un Jean - Baptiſte Leleu, Drapier de profeſſion, mort à l'Hôpital-Comteſſe le 26 Septembre 1758, dont voici l'Extrait-mortuaire : *Le vingt-ſix Septembre mil ſept cent cinquante-huit, Jean-Baptiſte Leleu, Drapier de profeſſion, fils de Joſſe & de Marie-Catherine Prinquet, époux de Marie-Catherine-Joſeph Wildo, décédé la veille, âgé de 45 ans, adminiſtré des Sacremens, a été tranſporté de l'Hôpital-Comteſſe à la Magdeleine ſa paroiſſe, pour y être inhumé, préſens Pierre Michel & Louis Labbe, Clercs du même Hôpital, leſquels ont ſigné ce préſent Acte comme témoins. Donné & ſigné conforme à l'original, &c.* Signé, *Ph. F. Bonne, Aumonier dudit Hôpital.*

Le ſieur Vandergracht connoît-il à préſent le pauvre défunt, qui, pour ſon malheur a connu le ſieur Vandergracht? Point encore. Qu'il liſe donc cette autre pièce.

» *Pardevant le Notaire Royal* de la réſidence de Lille, ſouſſigné, & en préſence des témoins après nommés, eſt comparue Catherine-Joſeph Wildo, veuve de Jean-Baptiſte Leleu, vivant ouvrier de Drapier, demeurant en cette ville; laquelle, après ſerment par elle prêté ès mains dudit Notaire, a affirmé que ſon dit feu mari étoit accidenté de la pierre, & qu'il fut taillé le dix-huit Septembre mil ſept cent cinquante-huit, à l'Hôpital-Comteſſe de cette ville, par le ſieur Vandergracht, Chirurgien-Juré en cettedite ville: qu'une des parentes de la comparente, qui a été préſente à l'opération, lui a dit qu'on lui tira une pierre aſſez groſſe, & qu'il perdit conſidérablement de ſang: qu'immédiatement après l'opération il eut des foibleſſes continuelles; la fièvre lui prit; il eut des vomiſſemens, un hocquet fréquent, & le ventre devint fort enflé & douloureux; ce qui continua juſqu'à la mort, qui arriva le vingt-cinq du même mois: affirmant de plus que ſon mari étoit âgé de quarante-cinq ans ou environ. Tout ce que deſſus, la

» comparante promet ratifier, pardevant
» tous Seigneurs & Juſtice, à la première
» réquiſition. Ainſi fait & paſſé audit Lille
» le dix-ſept Avril mil ſept cent ſoixante-
» quatre, préſens Pierre-Auguſtin Luttun,
» & Philippe Flahaut, Praticiens audit
» Lille, témoins à ce requis.

Signés, *Luttun, Flahaut. Marque* † *de ladite Catherine-Joſeph Wildo; & Desfrennes, Notaire.*

Pour le coup, ſi le ſieur Vandergracht ne connoît pas Jean-Baptiſte Leleu, nous connoiſſons par qui il a été taillé, de quelle manière il eſt mort; & le déſaveu de l'Opérateur ne ſert qu'à confirmer la déclaration de la veuve. L'on ne feint point d'oublier, quand on n'a point intérêt de cacher la vérité d'un fait.

Voilà le ſieur Vandergracht convaincu des deux hémorrhagies qu'il a déniées hardiment; mais je ne le quitte pas à ſi bon marché. Puiſſe-t-il, une autre fois, être plus ſage, & ne pas forcer les gens à le démaſquer!

Le 5 Mai 1755, il tailla, à l'Hôpital-Comteſſe, le nommé Jean-Baptiſte-Joſeph Vancouyghen, âgé de 20 ans. L'hémorrhagie fut terrible; le malade fut panſé à plusieurs reprises, à cause que le sang perçoit, à tout moment, l'appareil. Il fut tamponné : un Aide-Chirurgien fut placé à côté de lui, une main sur l'appareil, afin d'arrêter le sang par une compression continuée. Tout fut inutile. L'hémorrhagie se répéta tant de fois, qu'elle emporta le taillé le troisième jour. Je n'allègue rien que de certain. Avec moi, la preuve marche toujours à côté du fait.

» Pardevant le Notaire Royal de la résidence de Lille, soussigné, & en présence des témoins après nommés, est comparu Jean-François-Joseph Ledoux, maître Tisserand, demeurant en cette ville ; lequel, après serment par lui prêté ès mains dudit Notaire, présent lesdits témoins, a affirmé qu'il a parfaitement connu Jean-Baptiste-Joseph Vancouyghen, ci-devant garçon Rubannier en cette ville : qu'il se rappelle très-bien d'avoir été présent, & avoir même tenu ledit Vancouyghen, lorsque le Sr Vandergracht, Chirurgien en cette même ville, lui fit l'opération de la taille à l'Hôpital-Comtesse de cettedite ville, en l'année mil sept cent cinquante-cinq ou mil sept cent cinquante-six, sans pouvoir autrement préciser le temps : que pendant l'opération il a remarqué que

» le ſang a donné avec tant de force, » qu'outre un flot qu'il y avoit par terre, » ledit ſieur Vandergracht en étoit tout » couvert : qu'il ſait que ledit ſieur Van- » couyghen eſt mort le troiſième jour après » cette opération.

» Ce fait, eſt auſſi comparu Jacques- » Philippe-Joſeph Vancouyghen, maître » Racoutreur en cette ville ; lequel, après » ſerment par lui prêté ès mains dudit » Notaire, préſens les ſuſdits témoins, a » affirmé qu'il ſe rappelle parfaitement » qu'en l'année mil ſept cent cinquante- » cinq ou mil ſept cent cinquante-ſix, » ſans pouvoir autrement préciſer le » temps (*a*), Jean-Baptiſte-Joſeph Van- » couyghen, ſon frère, étoit accidenté » de la pierre : qu'ayant appris que le ſieur » Vandergracht lui avoit fait l'opération, » il alla le voir le même jour à l'Hôpital- » Comteſſe, où il ſe trouva avec un gar- » çon Chirurgien qui tenoit la main ſur » l'appareil, pour empêcher le ſang de » s'écouler : qu'il remarqua que le lit, ſur » lequel ſondit frère étoit couché, étoit » tout enſanglanté ; affirmant de plus leſ- » dits comparans, qu'ils ont vu la pierre,

---

(*a*) L'extrait-mortuaire de Vancouyghen porte qu'il mourut le 9 Mai 1755 ; ainſi l'opération fut faite le 7.

» & qu'elle étoit environ de la grosseur
» d'une forte noix. Tout ce que dessus,
» les comparans savent pour être de leur
» fait & connoissance, & promettent de
» le ratifier, pardevant tous Seigneurs &
» Justices, à la première requisition. Fait
» & passé à Lille, le vingt-cinq Février
» mil sept cent soixante-quatre, présent
» Pierre-Augustin Luttun & Philippe Fla-
» haut, Praticiens audit Lille, témoins
» requis. Signés, *Ledoux*, *Vancouyghen*,
» *Luttun*, *Flahaut* & *Desfrennes*, *No-*
» *taire*.

Il n'est point à présumer qu'il prenne envie au sieur Vandergracht de disputailler sur cette troisième Hémorrhagie. Elle est trop bien peinte dans le triste tableau de la déposition du sieur Ledoux & du frère du défunt. Le fait suivant n'est pas moins frappant, & la catastrophe n'en est pas moins tragique.

» Pardevant le Notaire Royal de la
» résidence de Lille, soussigné, & en pré-
» sence des Témoins après nommés, est
» comparue Marie-Magdeleine-Josephe
» Davrin, veuve de Guillaume-Laurent
» Carlier, vivant Maître Tapissier en cette
» Ville, laquelle, après serment par elle
» prêté ès mains dudit Notaire, présent
» lesdits Témoins, a affirmé qu'elle se rap-
» pelle

» pelle parfaitement, que le dix-sept Août » mil sept cent soixante-deux, Louis-» Joseph Carlier, son fils, a été taillé de » la Pierre, par le sieur Vandergracht, » Chirurgien en cette Ville, à l'Hôpital » Comtesse d'icelle. Qu'ayant été le len-» demain voir sondit fils, plusieurs per-» sonnes qui se trouvoient auprès, lui » ont dit que la veille, c'est-à-dire, le jour » de l'opération, le sang avoit pénétré au » travers du lit de son fils, & qu'il y en » avoit un ruisseau par terre, nonobstant » la précaution que le sieur Vandergracht » avoit prise de mettre un garçon Chi-» rurgien qui tenoit la main sur l'appareil. » Qu'elle sçait que sondit fils est mort le » troisième jour après l'opération. (*a*) » Tout ce que dessus, la Comparante sçait » pour être de son fait & connoissance, » & promet de le ratifier pardevant tous » Seigneurs & Justices à la première requi-» sition. Ainsi fait & passé à Lille le vingt-» cinq Février mil sept cent soixante-quatre. *Présens Pierre-Augustin & Philippe Flahaut, Praticiens audit Lille, témoins à ce requis.* Signé, *la Veuve Carlier. Luttun, Flahaut; & Desfrennes, Notaire.*

(*a*) Carlier, suivant son Extrait-mortuaire, étoit âgé de 23 ans.

Que dites-vous, Monsieur, ou plutôt que dira le sieur Vandergracht, dont la vanité a paru si cruellement blessée de l'imputation de deux hémorrhagies? Comment se tirer de ce mauvais pas? Fera-t-il l'aveu de sa turpitude? Conviendra-t-il, de bonne foi, qu'on ne lui a point gardé le secret qui lui avoit été promis; que le bien public, & la vérité ont forcé toutes les bouches à parler? Étrange extrémité où les méchans se réduisent eux-mêmes! Presque toujours ils sont les duppes de leurs méchancetés. En voulant noircir les *Cosmiens*, & se laver de deux hémorrhagies, le sieur Vandergracht se trouve atteint & convaincu de quatre, dont chacune porte avec elle sa preuve, & l'empreinte de la certitude.

Encore n'est-ce pas tout. J'avois entendu parler de quelques catastrophes arrivées à Cassel. Jaloux de ne rien hazarder & d'être exact, j'en écrivis à une personne respectable, qui me fit parvenir la pièce suivante.

» Pardevant le soussigné Notaire Royal
» héréditaire de la résidence de Cassel,
» en présence des Témoins ci-après nom-
» més, fut présent Maître Louis Daenés,
» Chirurgien uré, âgé de vingt-six ans,
» demeurant en cette ville de Cassel, le-

» quel Comparant a déclaré, certifié &
» attesté, ainsi qu'il déclare, certifie &
» atteste par ces Présentes, sous serment
» prêté ès mains de moi soussigné Notaire,
» d'avoir parfaite connoissance, que le
» treize de Mai mil sept cent cinquante-
» neuf, Jean Duc fut taillé en la maison
» de Guillaume Valentin, en cette ville
» de Cassel, par le sieur Vandergracht,
» Chirurgien-Juré en la ville de Lille,
» ayant eu une grande hémorrhagie, &
» fut néanmoins guéri, par les soins &
» exactitude de Maître Louis Daenés,
» Chirurgien-Juré, père du Comparant.
» Que l'année suivante fut taillé de même,
» en ladite maison, par ledit sieur Vander-
» gracht, Barthélemi-Joseph Hamecuve,
» jeune homme, âgé de vingt-deux ans,
» fils de Thomas & de Marie-Philippine
» le Maire, natif de Nordberquin, mort
» la nuit suivante d'une grande hémor-
» rhagie, & fut enterré à Notre-Dame en
» cette ville de Cassel. Finalement, que
» le neuf ou le dix du mois de Mai der-
» nier, Pierre Folcke, fils de Mathieu,
» natif de Cassel, fut taillé par ledit sieur
» Vandergracht, & a resté fistuleux jus-
» qu'à la Toussaint, & qu'il a été guéri par
» Maître de Col, Médecin, demeurant

» à Staple, ce que ledit Folcke a déclaré » au Comparant. Déclarant l'atteſtant être » prêt de comparoître devant tous Magiſ- » trats, Loix, Juriſdictions, & devant » toutes Cours, & d'y renouveller, & réi- » térer ſous ſerment cette ſon atteſtation » étant requis; ainſi fait & paſſé audit » Caſſel, en préſence de Pierre-François » de Bender, & de Charles-Joſeph Allays, » témoins à ce requis, ce ſeize de Mars » mil ſept cent ſoixante-quatre. Signé, *Louis Daenés, Maître Chirurgien-Juré, de Bender, Allays; & Elleboode, Notaire Royal.*

De trois taillés à Caſſel par le ſieur Vandergracht, l'un eſt donc encore promptement mort baigné dans ſon ſang, l'autre a failli périr du même accident, & le troiſième eſt reſté ſept mois fiſtuleux. Le ſieur Vandergracht n'a-t-il point bonne grace après cela d'appeller impoſteur quiconque aſſure qu'il a perdu le moindre ſujet d'hémorrhagie? Jugez qui eſt l'impoſteur, ou de quel côté eſt l'impoſture.

J'ajoute une petite liſte d'autres Taillés morts entre les mains du ſieur Vandergracht, parmi leſquels vous pourrez reconnoître des traces d'hémorrhagies, mais je n'aſſure rien, parce que les preuves poſitives me manquent.

Le 16 Avril 1760, il a taillé à Lille, rue des malades, Paroiſſe Saint Sauveur, François-Joſeph Duqueſne, mort le 21 du même mois. Pendant les cinq jours que ce malade ſurvécut à l'opération, il ſouffrit des douleurs atroces dans les entrailles, accompagnées de hocquets, de vomiſſemens, & d'une tenſion extrême de tout l'abdomen.

Le 20 Avril 1752, fut taillé à Tournay, par le ſieur Vandergracht, le nommé Hubert Carette, âgé de douze ans & demi, mort le 24 du même mois, dans d'extrêmes convulſions.

Le 17 Septembre 1759, a été taille à l'Hôpital Comteſſe, Jean-François d'Acqueny, âgé de 38 ans, Raccoutreur de profeſſion, fils de Sébaſtien-François & de Marie Crombecque, natif de Provin-Bonvin, mort dans ledit Hôpital le 17 Octobre ſuivant.

Le 4 Septembre 1761, fut taillé à l'Hôpital Comteſſe, le nommé Jean-Baptiſte Richewaert, âgé de 60 ans, fils d'Antoine & de Godelive Hanſepie, natif de la Paroiſſe d'Elderdynq, mort le lendemain cinq.

Le 28 Novembre 1761, il fit l'opération au ſieur Lagoux, âgé d'environ 64 ans, Marchand Sellier & Carroſſier à Lille, rue Baſſe : malgré la petiteſſe de la pierre que lui tira le ſieur Vandergracht, il mourut le quatrième jour.

Le 27 Août 1763, il tailla à l'Hôpital Comteſſe, le nommé Amé-Joſeph Coyar, âgé de 36 ans, natif de Lille, Paroiſſe ſainte Catherine, mort audit Hôpital le 19 Septembre ſuivant.

C'eſt aſſez parler d'hémorrhagies. Je vais mettre ſur la ſcène un autre genre d'accident qui accompagne les tailles du ſieur Vandergracht. Une mort prompte n'en eſt pas toujours la ſuite, mais ſouvent une mort lente qui conduit, d'une manière inſenſible, les malades au tombeau. Vous penſez, Monſieur, que j'entends parler des Fiſtules. J'en diſtingue deux claſſes. Les unes ſont mortelles en plus ou moins de temps ; les autres ne ſont point autrement dangereuſes, mais elles ſont toujours très-incommodes, & ceux qui ont le malheur d'en être accidentés, ſont à charge à eux-mêmes, & inutiles à la Société.

Le fils Sance, dont j'ai déja parlé, mérite de figurer le premier parmi les Taillés fiſtuleux du ſieur Vandergracht.

A ſa ſuite viennent Pierre Coiſne, habitant du Pont-rouge, taillé au Printemps 1751. Malgré tous les remédes il reſta fiſtuleux, durant onze ans qu'il ſurvécut à l'opération ; & les douleurs, qui alloient toujours en augmentant, mirent enfin un terme à sa misère : il cessa de vivre au Printems de 1762.

Charles Pringué, fils de Jacques, âgé de 13 ans, opéré à l'Hôpital Comtesse, au mois de Mai 1751. La pierre dont le sieur Vandergracht fit l'extraction, étoit de la grosseur d'un petit œuf de pigeon applati. Malgré sa petitesse, notre Opérateur eut peine à la tirer, de sorte que l'opération fut laborieuse. Les tiraillemens & les déchiremens qui accompagnèrent la manœuvre, rendirent la plaie fistuleuse, & la fistule ne céda à aucun moyen. Vous ne devineriez pas le dernier que le sieur Vandergracht mit en usage. Il s'imagina qu'en introduisant un trochisque de minium dans le trou fistuleux, il parviendroit à fondre les callosités par la suppuration, & à fermer la plaie, en détruisant l'obstacle qui empêchoit la réunion de ces parties. La tentative n'étoit pas réfléchie. Aussi produisit-elle sur Charles Pringué, l'effet le plus terrible. Le scarrotique enflamma la vessie, & l'inflammation occasionna la rétention d'urine ; les uretères s'enflammèrent à leur tour, les reins subirent le même sort, & la suppression fut totale : de-là des sueurs forcées, des vomissemens urineux, le hocquet & la mort; triste fruit d'un remède appliqué sans connoissance & sans principes. Quoi, Monsieur, la vie des hommes est-elle de si petite conséquence pour la livrer aux épreuves les plus meurtrières! Un Chirurgien est-il excusable d'exposer un organe aussi sensible que la vessie, à toute la causticité du sublimé corrosif! Mais détournons les yeux d'un spectacle si déplorable. Il y a apparence que le sieur Vandergracht n'a point combiné l'action du remède avec l'effet qu'il devoit produire: & voilà à quoi expose l'ignorance en Chirurgie.

Le sort de François-Joseph de Lau, que le sieur Vandergracht tailla le 30 Avril 1753, ne fut pas beaucoup plus heureux que celui de Pringué: quoique la pierre fut petite, l'opération fut longue & laborieuse, à cause que l'Opérateur n'avoit pas d'abord incisé la vessie. Le sieur Vandergracht eut beau pousser sa tenette pour prendre la pierre, il ne put saisir qu'un corps mou, & ce corps étoit la vessie même: il y revint à plusieurs reprises, mais toutes ses tentatives furent inutiles. Tantôt il mettoit le doigt indicateur au lieu & place de la tenette, tantôt la tenette prenoit la place du doigt indicateur. Mais la tenette & le doigt ne parcouroient que l'espace celluleux qui se trouve entre la vessie & le rectum ; heureusement même que cette dernière partie n'avoit point été touchée, car il arrive quelquefois au sieur Vandergracht de couper le rectum au lieu de la vessie, ou tous les deux en même temps. Une manœuvre aussi longue, aussi cruelle pour le malade qu'impatientante pour les assistans, obligea quelques-uns de ceux-ci de proposer au sieur Vandergracht de remettre la sonde dans la vessie. Le conseil fut suivi. Il incisa, cette fois, l'organe qui ne l'avoit point été, & fit l'extraction du corps étranger. Mais le tenaillement fut suivi d'accidens qui devoient naturellement en résulter, & le malade resta fistuleux. Toujours livré aux douleurs les plus atroces, il supporta néanmoins la fistule près de 13 mois. La fièvre ne l'ayant jamais quitté, il tomba dans le marasme, & le desséchement le plus hideux ; il mourut enfin le 20 Mai 1754.

Le nommé François, fils de Miché, Maître Cordonnier, autre fistuleux, opéré par le sieur Vandergracht, à l'Hôpital Comtesse, en Septembre 1752, ou 1753. Toujours souffrant, il s'étoit traîné de l'Hôpital à la maison de son père, rue de l'Abbiette, chez qui le sieur Vandergracht alloit le panser, & chez qui il mourut neuf mois après l'opération.

Le 27 Juin 1760, il tailla François Hyacinte Bury, âgé de six ans & huit mois, en la maison de son père, petite place Commines, Paroisse Saint Maurice, mort 36 jours après l'opération. Je ne sçais quelle fut sa manœuvre. Mais j'ai visité cet enfant quelques jours avant sa mort, à la sollicitation de ses parens. Je ne vis jamais de spectacle plus horrible & plus touchant. Un ulcère sordide & putréfié occupoit, non-seulement tout le théatre de l'opération, mais il s'étendoit encore sur les bourses, l'anus & les parties voisines. L'on ne pouvoit distinguer si les excrémens & les urines sortoient par une ouverture commune, tant le délabrement étoit affreux. Une puanteur insupportable s'exhaloit des parties affectées. En un mot, Bury faisoit reculer d'effroi tous ceux qui en approchoient. Si quelqu'un a pu desirer la mort, ce fut ce pauvre petit malheureux : elle seule pouvoit en effet mettre un terme à son cruel état.

J'ai encore visité avec un de mes Confrères, au mois de Décembre 1760, Hubert-Joseph, fils de Joseph Cliquenois, que le sieur Vandergracht avoit taillé en

Septembre 1759, à l'Hôpital Comtesse, & qui étoit resté fistuleux ; mais il ne nous fut pas possible de lui procurer le moindre secours. Il étoit si affoibli & si décharné, que la Mort ne tarda point à avoir au sieur Vandergracht l'obligation de cette nouvelle victime. Mais elle attend ceux dont je vais parler.

Jacques-Joseph Averlan, âgé de trente-quatre ans, taillé à l'Hôpital Comtesse, dans le mois de Septembre 1762, fistuleux, & hors d'état de gagner sa vie.

François Waequez, âgé de 36 ans, Charretier de profession, natif du Village d'Amette, Evêché de Boulogne, opéré à Saint-Omer, à l'Hôpital de la Maladrie le 18 Mai 1763. L'opération fut longue, laborieuse ; après une grosse demi-heure, le sieur Vandergracht tira la moitié d'une très-petite pierre. Là finit la manœuvre. Il étoit temps. Le patient étoit aux abois, & l'Opérateur, au rapport des assistans, avoit perdu la tête. Cependant Waequez fut bien-tôt saisi d'une fièvre ardente, avec tension inflammatoire de tout le bas-ventre. La saignée fut répétée six fois. Des embrocations, des fomentations sur tout l'abdomen, menacé de gangrène, furent mises en usage. Tous ces soins sauvèrent la vie au malade, mais ils n'empéchèrent point qu'il ne reſtât fiſtuleux ; de ſorte que Waequez ſortit de l'Hôpital ſix ſemaines après l'opération, traînant par-tout ſa fiſtule & ſes douleurs.

Pierre Devoſt, fils aîné de la femme Bernard Moiſſon, Cabaretier, taillé dans la même ville de Saint-Omer le 9 Septembre 1760, ſe trouva dans le même cas. Il eſt reſté fiſtuleux, & les urines s'écoulent en partie par la fiſtule.

Le fils du nommé Jean Malfais, âgé de 18 ans, taillé à Tournay au mois de Septembre 1764, dans la maiſon de ſon père, à la vieille Cantine à l'Eau-de-vie, eſt reſté fiſtuleux, malgré les ſoins que l'aide du ſieur Vandergracht en cette Ville s'eſt donnés, en ſorte qu'il ne paſſe preſque pas d'urine par la verge.

Je ne vous rapporterai pas, Monſieur, des preuves des fiſtuleux de Lille, morts ou vivans, pour ne pas trop groſſir ma Lettre. Vous êtes perſuadé, ſans doute, que je les tiens ſous la main. Je me contenterai de juſtifier ici les deux fiſtules de Saint-Omer.

» Je ſouſſigné François Waequez, dé-
» clare avoir été taillé par M. Vander-
» gracht le 18 de Mai 1763, dont il m'a
» reſté une fiſtule, au travers de laquelle
» l'urine coule continuellement, & point

» du tout par la verge. Depuis ce temps-» là, je souffre de grandes douleurs qui » m'empêchent même de porter une cu-» lotte. Fait à Saint-Omer, ce 23 Mars 1764.

Marque

†

De François Waequez, qui déclare ne point sçavoir écrire. (*a*)

» Pardevant les sieurs Echevins de la » ville de Gravelines en Flandres, à défaut » de Notaire en icelle, est comparu le » nommé Bernard Moisson, Cabaretier » demeurant aux Huttes, époux de la » veuve Toussaint de Vost, en secondes » nôces, lequel nous a dit & déclaré avoir » un garçon nommé Pierre de Vost, fils » aîné de sa femme, âgé d'environ huit » ans, lequel a été opéré de la Lithoto-» mie, dite opération de la Pierre, par » M. Vandergracht, Opérateur pensionné, » demeurant à Lille, étant pour lors à » Saint-Omer, le neuf Septembre mil sept » cent soixante, ledit enfant âgé pour lors » de quatre ans & trois mois ; & après

---

(*a*) Je donnerai ci-après l'attestation de M. Descamps, Maître Chirurgien à Saint-Omer, qui fut présent non-seulement à l'opération, mais qui a toujours pansé Waequez.

» avoir resté audit Saint-Omer trois mois » après l'opération faite, il n'avoit pu être » guéri qu'en perdant ses urines par la » plaie qui étoit restée fistuleuse, ce qui » incommode dangereusement cet enfant, » qui a continuellement une fièvre lente » qui le conduit insensiblement dans un » marasme ; déclarant aussi que lors de » l'opération il n'y a point eu d'hémor- » rhagie, quoique la Pierre qui a été ex- » traite soit de la grosseur d'un petit » œuf de pigeon & bien grainée. C'est tout » ce que ledit Bernard Moisson a déclaré » être vérité en tout son contenu ; en foi » de témoignage de tout quoi, il a signé » avec lesdits sieurs Echevins, le vingt- » sept Mars mil sept cent soixante-quatre.

Marque

†

de Bernard Moisson.

Signé, *Aumeau & Descouteau.*

» Mayeur & Echevins de la ville de » Gravelines, certifions à tous qu'il ap- » partiendra, que les sieurs Descouteau & » Aumeau, qui ont reçu & signé la décla- » ration du nommé Moisson ci-dessus, » sont Echevins de ce Siége nos Confrères » en Loi, que ce sont leurs véritables si- » gnatures, qu'à tous autres & pareil Acte

» par eux signé en leurdite qualité, foi & » crédence doit y être ajoutée tant en ju- » gement que dehors; en témoins de quoi » nous avons à ces présentes fait mettre » & apposer le Scel ordinaire de notre » Jurisdiction, & le seing de notre Gref- » fier, cejourd'hui vingt - sept Mars mil » sept cent soixante-quatre.

Signé, *Waute.*

Je vous ai parlé, en passant, des rectum incisés & ouverts, dans les opérations de taille du sieur Vandergracht, accident qui suppose que l'Opérateur pratique une mauvaise méthode, ou qu'il transgresse toutes les règles de la taille latérale. Il est juste que j'appuie la chose par des exemples. Il y en a deux de ma connoissance.

Le premier est M. l'Abbé Fromont de Valenciennes, à qui le sieur Vandergracht fit l'extraction de deux pierres en 17..... il resta extérieurement fistuleux pendant six mois, & il l'est encore intérieurement. Je tiens ce fait de M. Hego, Lieutenant de M. le premier Chirurgien du Roi, & Aide-Major de l'Hôpital Militaire de Valenciennes. Il m'écrivit le 20 Septembre 1763 : » Le sieur Vandergracht a taillé de » ma connoissance M. l'Abbé Fromont, à

» qui il a extrait deux pierres. Cet Abbé » est resté fistuleux pendant six mois : actuellement il est quitte de sa fistule extérieure, mais il y a une communication » du rectum avec la vessie ; ensorte qu'une » partie des excrémens passe par la voie » des urines, & une partie des urines passe » par l'anus, *&c.* Signé, *Hego.* Le même fait me fut certifié par M. Commart, dans une Lettre du 14 Avril 1764. » J'ai » vu hier le soir, y est-il dit, M. l'Abbé » Fromont, que je reconnus pour un partisan zèlé du sieur Vandergracht. Il m'en » fit le plus grand éloge, me renvoyant à » M. Hego, si j'en desirois un plus ample (*a*). Je le sondai sur son état actuel : il m'assura qu'il jouissoit d'une » santé parfaite ; ce que sa mine démentoit absolument. Je l'amenai cependant » à mon but, en lui peignant l'état d'un » ami imaginaire, qui, desirant se faire » tailler, me demandoit en grace de ne » cacher aucune des suites fâcheuses de » cette opération. Je lui représentai combien il étoit instant de ne point tromper » sa confiance ; & je lui dis que j'espérois » que, plus attaché à la vérité par la sain-

(*a*) On peut juger de l'éloge qu'eût fait M. Hego par la Lettre qu'il m'écrivit, & que je viens de rapporter.

» teté

» teté de son état, il ne me refuseroit pas
» les éclaircissemens que je le suppliois de
» me donner. Pénétré du pathétique de
» mon discours, il me répondit que lui
» seul étoit sujet à un petit accident, qui
» étoit quelquefois de rendre un peu d'u-
» rine par le fondement ; & comme j'in-
» sistai sur ce *quelquefois*, il m'avoua que
» c'étoit plusieurs fois le jour, m'assurant
» au reste que cela ne l'incommodoit pas
» plus qu'une envie d'aller à la selle, &
» qu'il étoit même le maître de comman-
» der, pendant plusieurs heures, à ce be-
» soin. Il ajouta que cet accident ne pro-
» venoit pas de l'opération, mais de ce
» que la vessie avoit été ouverte par une
» des pierres que l'on avoit tirée couverte
» de pus ; ce qui ne paroît guères solide :
» car si la vessie eût été dans le cas de l'ou-
» verture avant la taille, l'intégrité du rec-
» tum empêcheroit l'écoulement des urines
» par l'anus ; & si la pierre avoit pu percer
» la vessie & le rectum, sans que l'opéra-
» tion y ait eu part, les urines dès-lors
» eussent pris le cours qu'elles tiennent au-
» jourd'hui ; ce qui n'arrivoit pas précé-
» demment.

» Il paroît, par tout ce que m'a raconté
» cet Abbé, que M. Vandergracht a fait
» valoir, à notre Magistrat, cette cure

» comme un prodige unique d'habileté !
» il s'y présenta avant d'opérer : dit que
» l'état cacochyme & dangereux de l'Ab-
» bé Fromont ne lui promettoit au plus
» que trois jours à vivre : que cet état l'ex-
» posoit à périr dans l'opération ; & que
» tout ce qu'il pouvoit promettre, (sans
» cependant en désespérer, attendu qu'il
» n'en avoit jamais manqué (1)) étoit de
» procurer une mort plus douce. Il le tail-
» la, &, malgré le sang qu'il perdit abon-
» damment, il échappa à la mort ; triom-
» phe que M. Vandergracht ne devoit
» pas, ce me semble, ravir à la nature
» pour s'en prévaloir. Je suis, &c.

Signé, *Commart.*

---

(1) Je serois curieux de savoir ce qu'entend le sieur Vandergracht par là. Est-ce qu'il a guéri tous ceux qu'il a opérés ? Non. Tout ce que j'ai dit jusqu'à présent, prouve le contraire. Il semble qu'il ait voulu dire, qu'il ne lui étoit jamais arrivé qu'un taillé lui fût mort pendant l'opération. Cela peut être vrai. Mais quelles réflexions n'est-on pas en droit de faire sur le soin qu'il prend de débiter aux Magistrats de Valenciennes, des discours ambigus, qui ne tendent qu'à le mettre à couvert d'une taille qu'il va faire à un homme connu, & tromper, par des promesses captieuses, les Chefs de la Police ! L'Abbé Fromont, dit il, n'a au plus que trois jours à vivre .... Le destin lui a-t-il ouvert son livre ? Lui a-t-il dévoilé que l'Abbé Fromont ne devoit rester que ce petit nombre de jours sur la terre des vivans ? Je désespère, poursuit-il, de le guérir ; mais je lui rendrai la mort douce & paisible. Quel front il faut avoir, pour débiter à des Magistrats, à des hommes instruits, de pareils paradoxes ! Quel Charlatanisme !

Le deuxième, à qui cet accident est arrivé, se nomme Pierre-Joseph Vandenbos, âgé de 9 ans, natif de Saint-Omer, fils de Pierre, maître Cordier, taillé à l'Hôpital de la Maladrie de cette ville, le même jour que le nommé Waequez. Deux bons certificats, l'un du Chirurgien du lieu, & l'autre du père du taillé, garantissent la vérité du fait.

» Je soussigné, Maître & Chirurgien à » Saint-Omer, déclare que M. Vandergracht, Maître Chirurgien à Lille, & » pensionné pour la Lithotomie de cette-» dite ville de Saint-Omer, a fait le 18 Mai » 1763, à l'Hôpital de la Maladrie, l'opération de la taille au nommé François Waequez, âgé de 36 ans, natif du » village d'Amette, Evêché de Boulogne, » Charretier de profession : que ledit sieur » Vandergracht a été une demi-heure pour » lui tirer partie d'une très-petite pierre : » que le malade est sorti de l'Hôpital le » 26 Juillet suivant, avec une fistule considérable, qui l'oblige à porter des jupes, » & l'empêche de gagner sa vie, à cause » des douleurs excessives qui ne le quittent » jamais : déclarant de plus que l'urine » sort en totalité par la fistule, n'en étant » point sorti une seule goute par les voies

» naturelles, depuis sa sortie de l'Hô-
» pital.

» Que le même jour 18 Mai, à neuf heures du matin, ledit sieur Vandergracht opéra Pierre-Joseph Vandenbos, âgé de 9 ans, fils de Pierre, maître Cordier, natif dudit Saint-Omer, paroisse Sainte Marguerite : qu'il lui tira, avec bien de la difficulté, une pierre murale de la grosseur d'un œuf de pigeon : que je fus fort surpris de voir, le quatrième jour de l'opération, les excrémens sortir par la plaie ; cependant elle se cicatrisa extérieurement ; mais la plaie de la vessie & celle du rectum, faites par la même coupe, communiquèrent ensemble, ensorte que les urines prirent la voye de l'anus, le malade n'en ayant pas rendu une seule goutte autrement depuis cette malheureuse opération. Fait à Saint-Omer, le 24 Mars 1764.

Signé, *H. L. Descamps.*

Celui du père n'est pas moins expressif : » Je soussigné déclare que mon enfant, le nommé Pierre-Joseph Vandenbos, qui a été taillé le mois de Mai dernier à l'Hôpital de Saint-Omer, n'est pas guéri, & que cet enfant rend les excrémens & les urines par le fondement, & non pas

» par la verge, non plus que par la plaie.
» Fait à Saint-Omer, le 21 de Mars 1764.
Signé, *Pierre Vandenbos*, *maître Cordier*.

Vous n'auriez pas cru, Monſieur, qu'après des aventures ſi malheureuſes & ſi humiliantes, Saint-Omer dût être la ville où le ſieur Vandergracht établiroit le théâtre de ſa gloire. C'eſt néanmoins dans cette ville où il s'annonce comme le Réformateur de la taille, en ajoutant que *Meſſieurs du Magiſtrat de Saint-Omer ont défendu de ne plus laiſſer opérer leurs ſujets par cette méthode*, c'eſt-à-dire, celle du Frère Coſme.

Ce n'eſt donc plus le Magiſtrat de Lille, mais celui de Saint-Omer, qui a proſcrit le Lithotome caché. Le ſieur Vandergracht ſubſtitue habilement l'un à l'autre. Y a-t-il bien refléchi ? A-t-il enfin trouvé des Juges Policiateurs, qui ſe ſoient armés du glaive de la Juſtice contre la méthode du célèbre Feuillant ? Je tiens une délibération du Magiſtrat de Saint-Omer, qui donne un terrible démenti au ſieur Vandergracht.

» Le quatorze Mars mil ſept cent ſoi-
» xante-quatre, Meſſieurs des deux années,
» & dix Jurés pour la Communauté, ſur
» la requête à eux préſentée par le ſieur

» Descamps, Maître Chirurgien en cette
» ville, tendante à ce qu'il leur plût lui
» accorder la pension dont jouit le sieur
» Vandergracht, Maître Chirurgien-Li-
» thotomiste, demeurant à Lille, pour se
» rendre chaque année, vers le mois de
» Mai, à l'effet d'y faire les opérations de
» la taille aux pauvres de cette ville, &
» aux offres que fait ledit sieur Descamps
» de se rendre à Paris, pour s'y perfec-
» tionner dans cette partie de la Chirurgie,
» & de rapporter des preuves de sa capaci-
» té ; ont délibéré de donner audit sieur
» Descamps ladite pension de cent livres,
» &, en outre, dix livres pour chaque
» opération qu'il fera par leurs ordres, en
» rapportant préalablement des certificats
» des plus habiles Maîtres de Paris, justi-
» ficatifs de sa capacité & des opérations
» qu'il aura faites sous leurs yeux, & en
» particulier du Frère Cosme, Feuillant.

Collationné au Registre aux délibérations par le Greffier principal de la ville & cité de Saint-Omer, soussigné Gaillon.

N'êtes-vous pas édifié, Monsieur, de la droiture & de la sincérité du sieur Vandergracht ? Vous voyez comme il respecte la vérité, & quelle confiance nous devons avoir dans ses imputations & ses forfanteries ? Le Magistrat de Saint-Omer est l'admirateur de ses rares talens, & cependant il le prive de sa pension. Le Magistrat de Saint-Omer proscrit le Lithotome caché, & cependant il enjoint à un nouveau Pensionnaire *de se munir de certificats des plus habiles Maîtres de Paris, justificatifs de sa capacité & des opérations qu'il aura faites sous leurs yeux, & en particulier du Frère Cosme, Religieux Feuillant.*

Je suis fatigué de relever tant d'inepties & tant d'absurdités. Je ne puis pourtant résister à la tentation de vous rendre compte d'un fait qui achevera de vous peindre le sieur Vandergracht. Vous avez vû de ses Taillés perdre leur vie avec leur sang ; d'autres trouver la mort dans les suites de ses opérations fistuleuses ; plusieurs traînant leurs plaies & leurs douleurs ; quelques-uns rendant par l'anus, ce qui devoit sortir par la voie des urines : celui dont j'ai à vous parler, a été taillé sans avoir de pierre.

» Pardevant le Notaire Royal de la ré-
» sidence de Lille, soussigné, & en pré-
» sence des témoins après nommés, est
» comparu le sieur .... (*a*) Chirurgien-

(*a*) C'est par ménagement que je supprime le nom du Chirurgien qui m'a donné cette attestation ; mais que je produirai, si j'y suis obligé.

» Juré en cette ville de Lille, lequel après
» serment par lui prêté ès mains dudit
» Notaire, a affirmé qu'il se rappelle par-
» faitement que dans l'année mil sept
» cent cinquante-neuf, il a été présent à
» l'opération de la taille qu'a faite le sieur
» Vandergracht, Chirurgien-Juré en cette
» dite Ville, à un enfant âgé de sept
» ans ou environ, à l'Hôpital Comtesse
» d'icelledite Ville, que l'opération faite,
» ledit sieur Vandergracht ne trouvant pas
» de pierre, prit le parti de resonder le
» malade de nouveau, & ne trouvant
» alors rien, prit le parti d'abandonner
» la plaie aux pansemens ordinaires. Tout
» ce que dessus, le Comparant sçait pour
» avoir été fait en sa présence, & pro-
» met de le ratifier pardevant tous Sei-
» gneurs & Justices, à la première requi-
» sition. Fait & passé à Lille, le 6 Mars
» mil sept cent soixante-quatre, présent
Pierre-Augustin Luttun & Philippes Flahaut, Praticiens audit Lille, témoins à ce requis. Signé, *Luttun, Flahaut & Desfrennes, Notaire.*

Tout cela vous éloignera de croire que sur 227 Pierreux que le sieur Vandergracht dit avoir taillés, il n'en ait perdu que 16, comme il le prétend. Mon calcul est fort différent. Je ne connois au plus que soixante Sujets qui ayent passé par ses mains, & j'en trouve dix-sept rayés du nombre des vivans, ceux que j'ai nommés, trois autres morts à Dunkerque, dont je n'ai pu me procurer les noms; un Flamand, natif de Gand, opéré il y a environ 18 ans à l'Hôpital Comtesse, & qui la nuit de l'opération a succombé à l'hémorrhagie. Remarquez que la plûpart de ces pauvres malheureux ont été la victime, ou du vice de l'opération, ou de la mal-adresse de l'Opérateur, & vous n'aurez point grande opinion du succès des tailles inconnues du sieur Vandergracht. Au surplus, si nos conjectures sont fausses, c'est à lui de mettre au jour le grand nombre de Sujets guéris, dont il se fait un trophée. Je l'y ai déja provoqué, s'il y manque, nous sçaurons à quoi nous en tenir; & s'il l'effectue, nous serons à portée de voir si en 1764 il en a taillé & guéri 28, comme on l'a annoncé avec tant d'affectation dans tous les Journaux & dans la plûpart des Gazettes. J'étois alors trop occupé à mon Ouvrage, pour pouvoir éclairer les démarches du sieur Vandergracht & suivre ses opérations; des occupations d'ailleurs très-multipliées & très-essentielles, ne me permirent point d'informations sur des succès dont je doutois,

& mon Adverſaire a joui paiſiblement depuis lors, de la gloire d'avoir opéré & guéri 28 Pierreux. Je vais le priver aujourd'hui d'un triomphe de deux ans, en faiſant connoître au Public quel cas il doit faire, & quelle foi il doit ajouter aux productions du ſieur Vandergracht.

Charles - Joſeph le Comte, Sayetteur de profeſſion, âgé d'environ 30 ans, demeurant rue de la Biette, proche le Gouvernement, fut taillé à l'Hôpital Comteſſe le 21 Septembre 1764, par conſéquent ce malade eſt un des 28 taillés par le ſieur Vandergracht, & ce taillé eſt ſi peu guéri, que je le déclare ici ſi bien eſtropié & d'une manière ſi nouvelle & ſi malheureuſe, qu'il eſt dans l'impuiſſance abſolue de procréer ſon ſemblable. (*a*) Or, je ne crois point qu'un homme ſoit toujours parfaitement guéri, parce qu'il n'a pas ſuccombé à l'opération.

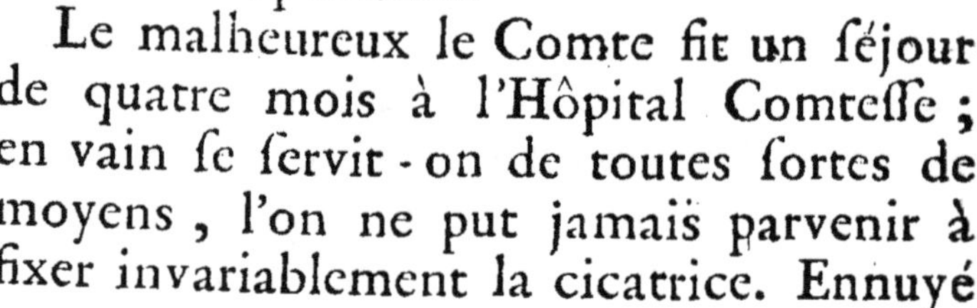

Le malheureux le Comte fit un ſéjour de quatre mois à l'Hôpital Comteſſe; en vain ſe ſervit-on de toutes ſortes de moyens, l'on ne put jamais parvenir à fixer invariablement la cicatrice. Ennuyé

(*a*) Il manquoit cet exemple pour rendre les opérations du ſieur Vandergracht défectueuſes de tous points.

à l'Hôpital, il en ſortit pour rejoindre ſa femme & ſes trois enfans. Rebuté enſuite du peu de fruit qu'il retiroit des panſemens que le ſieur Vandergracht lui faiſoit depuis ſa ſortie de l'Hôpital, il prit le parti de conſulter d'autres Lithotomiſtes. M. Plancque lui donna ſon avis, je fus conſulté à mon tour. Je le trouvai avec une incontinence d'urine habituelle, mais cette incommodité n'étoit que la plus petite partie de ſes maux. Celui qui l'affligeoit le plus, étoit un abſcès ouvert au moment que je le viſitai, abſcès qui renaiſſoit chaque fois qu'il avoit commerce avec ſa femme. Voici comme il m'aſſura que cet accident lui arrivoit. Dans le temps de l'éjaculation, la ſemence au lieu d'être élancée au dehors, retrogradoit, s'épanchoit dans la veſſie. (*) Immédiatement après le coït, il ſentoit une petite douleur

(*) Il eſt aiſé de juger quelles ſont les parties qui on été ſabrées dans l'opération du malheureux Lecomte; d'ailleurs, la réunion intérieure ne s'eſt jamais faite, & ne ſe fera plus. Cet exemple ſe rapporte parfaitement avec ce qu'on m'a écrit de Tournay: » Il faut obſerver, me marque-t-on, » que tous les Sujets que le ſieur Vandergracht a taillés ici, & » qui ſe ſont mariés, il n'y en a pas un qui ait famille; ainſi » on ne le doit pas regarder comme un bon Citoyen, puiſque » ſa méthode d'opérer eſt un obſtacle à la population, &c. J'ajoute que ce n'eſt pas le moyen de ſe ſoutenir dans l'eſtime & la faveur des Magiſtrats des villes, & qu'il eſt à craindre pour lui que pluſieurs ſuivent l'exemple de ceux de Tournay & de Saint-Omer.

à l'angle inférieur de la cicatrice; ce point douloureux se gonfloit, s'ouvroit au bout de deux ou trois jours, & laissoit échapper une matière semblable à la semence & beaucoup d'urine, qui faisoient la matière de l'abscès.

Tel est l'état actuel de Charles-Joseph le Comte, qu'on juge s'il mérite de figurer dans une Liste de Pierreux parfaitement guéris. Et mon Adversaire a eu le front de l'annoncer comme tel à toute l'Europe!

Je viens de convaincre de faux le véridique Vandergracht, cela suffit pour faire douter de la réalité des autres faits annoncés pour l'année 1764, sur laquelle je reviendrai un jour. Mais en attendant je vais faire part de quatre opérations que le sieur Vandergracht a faites depuis le mois d'Avril dernier, cela n'empêchera pas qu'il ne les public dans la liste qu'il donnera sans doute, des succès de la présente année 1765.

Le nommé Joseph Brebion, fils d'Eugène, Marchand de Bois à Bailleul, fut taillé à l'Hôpital Comtesse le 22 Avril 1765; il sortit dudit Hôpital le 7 Juillet suivant, fistuleux & languissant, & il est aujourd'hui dans le même état.

Louis Appelgen, âgé de douze ans,

taillé par le ſieur Vandergracht à Bergues-Saint-Winock, le 10 Mai 1765, mort le 15 du même mois.

Charles de Lannoy, âgé de cinq ans, du village de Marquette proche Lille, taillé audit Village le 7 Juin 1765, mort le 17 du même mois.

Pierre-Joſeph le Roy, âgé de douze ans, fils de Jean-Baptiſte & de Robertine du Barre, taillé à l'Hôpital Comteſſe le 7 Novembre 1765, mort le lendemain matin 8 du même mois.

Vous voulez ſçavoir, Monſieur, la cauſe d'une mort ſi précipitée, vous vous imaginez que cette terrible cataſtrophe eſt liée à une hémorrhagie mortelle, & vous ne vous trompez pas. Mais outre l'hémorrhagie la pierre fut arrachée avec un lambeau de la veſſie. Les douleurs les plus cruelles s'emparèrent d'abord du jeune le Roy, une ſueur froide annonça ſa fin prochaine, elle arriva en effet le lendemain matin.

Au reſte, je me flatte d'avoir rendu au ſieur Vandergracht toute la juſtice qu'il méritoit. Il s'y attendoit ſans doute; car il me connoiſſoit aſſez pour ne point préſumer que je laiſſerois ſubſiſter ſans réponſe un Libelle, tiſſu par la méchanceté, rempli de propos calomnieux, d'aſſertions &

d'imputations les plus fausses. J'avois droit d'y riposter, je l'ai fait, & si j'ai récriminé ; c'est que j'y étois forcé. Que ne restoit-il en paix ? Pourquoi envelopper dans sa Satyre tous ceux qui se sont offerts à son esprit & qui ne lui disoient rien ? Pourquoi se venger sur tous les Lithotomistes du pays ? M. de Grave lui avoit reproché deux Sujets morts d'hémorrhagie ; il devoit répondre à M. de Grave seulement ; se disculper ; s'il le pouvoit ; se taire, s'il avoit tort, il se seroit épargné une leçon un peu sevère, & qui lui apprend que l'on ne doit insulter personne sur la Lithotomie, quand on a commis, en ce genre, des fautes aussi lourdes que les siennes.

Cet Ouvrage étoit presque fini d'imprimer, lorsque je fus appellé à Louvain pour y faire l'opération de la taille au Président du Collége de *Drusius*. Ce malade étoit âgé de cinquante-deux ans, & il y en avoit quinze qu'il souffroit. Sa vessie paralitique depuis quatre mois ne faisoit plus ses fonctions, & il y en avoit cinq qu'il n'osoit plus boire malgré la soif qui le dévoroit, craignant de lâcher involontairement de l'urine dans l'Eglise où il étoit obligé, comme Prêtre, de rester long-tems. L'apétit étoit entièrement perdu, le tempérament ruiné, la vessie ulcérée & menacée d'une putréfaction complette ; le pus & l'urine qui en sortoient annonçoient par une puanteur insupportable le desordre de cet organe. Les douleurs étoient excessives, le sommeil perdu, &c. D'après cette esquisse, jugez, Monsieur, combien il faut de courage & d'humanité pour oser entreprendre une opération sur un tel Sujet, je la fis le 12 Décembre 1765, & j'y fus encouragé par la présence de plusieurs sçavans Professeurs de la Faculté de Louvain, & de trois Chirurgiens de la même Ville. Je lui tirai au N° 13, une pierre du poids de plus de six onces, avec toute l'aisance & la sûreté possible, les Médecins & les Chirurgiens m'en firent tous des complimens qui me parurent sincères.

Le malade passa la journée tranquillement, il fut saigné le soir, d'autant qu'il n'avoit pas perdu de sang dans l'opération. La nuit se passa dans un sommeil paisible. Le lendemain je fis voir la plaie à MM. les Médecins qui la trouvèrent très-belle, les chairs en étoient vives, saines & dans l'état naturel : cette seconde journée & la nuit suivante furent également favorables. Le troisième jour qui fut celui de mon départ, le malade étoit encore selon nos desirs ; mais comme il étoit d'une grande foibleſſe, il fut décidé qu'on lui donneroit des crêmes de ris, & qu'on feroit les bouillons plus nourriſſans.

De retour chez moi, je reçois une Lettre où l'on m'annonce la mort de M. le Préſident, décédé le ſixième jour de l'opération, on ajoute qu'il étoit ſurvenu une gangrène à la plaie & aux bourſes.

Cette gangrène eſt-elle l'effet de l'inciſion ou du vice de la maladie & de ſes effets ? L'opération que j'ai faite étoit toute ſimple, au volume du calcul près ; cette groſſe pierre ſe trouvoit logée de manière que ſon plein occupoit le bas fond poſtérieur de la veſſie, & à peu de choſe près toute la veſſie ; ſa pointe s'allongeoit vers le col, & ne me laiſſoit que la liberté de couper la glande proſtate. D'ailleurs cette groſſe maſſe étoit immobile, parce que la veſſie ne ſe rempliſſant plus d'urine depuis quatre mois, n'étoit plus ſoulevée, & reſtoit conſtamment dans la même ſituation. Cette poſition de la pierre démontre en même temps aux Adverſaires du Lithotome, qu'il étoit impoſſible, même à un Novice, de couper la veſſie, puiſque la pierre lui ſervoit de rempart contre le tranchant de l'Inſtrument. Ainſi ce mauvais effet prétendu, attribué au Lithotome, ne ſçauroit être allégué

allégué ici. Je demande maintenant si une incision bien faite, bien unie, sans hémorrhagie, peut faire éclore une mortification? Si cela étoit vrai, il faudroit nécessairement en conclure que ce malheur seroit attaché à toutes les méthodes de tailler. Mais je ne crois pas qu'une personne éclairée puisse avancer & soutenir une telle proposition. M. Vandergracht lui-même en rougiroit.

L'épuisement du malade par ses longues souffrances, par les fréquentes hémorrhagies qu'il avoit essuyées, l'écoulement du pus, l'infection de l'urine, &c. sont des causes réelles & visibles de gangrène.

Le 13 du même mois de Décembre, je taillai aussi à Louvain, au N° 9, François Hembroch, fils de François, Brasseur de profession: la pierre étoit murale, ses aspérités fort aiguës. Elle étoit de figure ronde & de la grosseur d'une noix. Le malade eut des douleurs de ventre, qui lui ont fait faire des cris pendant deux ou trois jours: les urines ont été sanguinolentes. Une embrocation d'huile d'*Hypericum* a calmé tout. M. de Vienne, Chirurgien, à qui je suis redevable de son attention à me donner des nouvelles de ce second taillé, a eu la bonté de m'écrire que le malade étoit actuellement au mieux.

Avant de finir, je dois encore parler de M. Vandergracht : ce Chirurgien ne donne aucun relâche à la critique ; toujours enveloppé de ténèbres, il croit soustraire ses prouesses à ses Confrères, mais la vérité perce & le masque tombe. Jean-Joseph Yonquere, âgé de dix-huit ans, fut taillé à l'Hôpital Comtesse par M. Vandergracht, au mois d'Avril dernier, il ne lui en est resté qu'une fistule ; je vais travailler à l'en guérir en détruisant les callosités. Si les Journaux font mention des Exploits merveilleux de ce Lithotomiste, on y verra qu'il a eu pendant l'année 1765, trois morts & deux fistuleux au moins, de notre connoissance.

Les Annonces de Normandie nous apprendront sans doute le nombre des malades taillés par M. Vandergracht pendant le Printems & l'Automne de 1765. Après nous serons plus à portée d'apprécier ses bons & mauvais succès, & d'en faire la balance. Je conseille cependant à mes Adversaires de se piquer d'exactitude ; car j'ai déja des suspicions assez bien fondées, pour croire qu'on cherchera à en imposer ; je travaillerai d'avance à vérifier certains faits, & je promets bien d'en faire part au Public, ſi la malice de mes ennemis m'y contraint. On ſçait, au reſte, que je n'ai jamais été aggreſſeur, que je n'ai jamais employé l'intrigue, ni la ſupercherie pour ſéduire qui que ce ſoit; que j'ai laiſſé au Public la liberté de ſe choiſir une méthode & un Lithotomiſte, ſans jamais en paroître ni fâché ni mécontent. Si mes Adverſaires en avoient uſé de même, ſi la vanité de vouloir aſſujettir tous les Chirurgiens à leur méthode & à leur Secte, ne les eût poſſédés, toutes ces Liſtes de morts & d'eſtropiés qu'on affecte de publier, ſeroient encore dans les ténèbres d'où elles n'auroient jamais dû ſortir; les Pierreux ſont aſſez à plaindre, pour ne pas leur ravir juſqu'à l'eſpoir de leur guériſon.

J'ai l'honneur d'être, &c. &c. &c.

LETTRE III
SUR LA LITHOTOMIE,
Par M. CHASTANET, &c.

A M. VANDERGRACHT, *Lithotomiste pensionné, & Maître en Chirurgie de la ville de Lille; en réponse à la Lettre qu'il a écrite à M. Dumont, Lithotomiste à Bruxelles, le 26 Juillet 1766.*

MONSIEUR,

J'ÉTOIS bien éloigné de croire qu'après les vifs démêlés qui s'étoient passés entre nous, au sujet de la Lithotomie, vous dussiez encore me provoquer dans un genre de combat, où vous avez plusieurs fois succombé. Je vous avoue que votre témérité m'étonne & me fait pitié: vos blessures sont à peine cicatrisées, que vous formez contre moi une nouvelle attaque, qui certainement vous réussira aussi mal que les précédentes. Pourquoi? Parce que votre cauſe eſt mauvaiſe, déteſtable; qu'elle eſt prouvée telle par les faits, & jugée définitivement par ma dernière Brochure (1), dont je vous défie, malgré vos clameurs, de vous tirer, même en empruntant les ſecours de la calomnie; reſſource des lâches & des gens de mauvaiſe foi.

Je ſais très-bien que je vous inſpire de la jalouſie, que mes ſuccès vous donnent de l'envie & de l'humeur; mais ce n'eſt pas ma faute. Je ſuis comme vous, Monſieur, Chirurgien, & libre de faire valoir, au profit du Public & du mien, les foibles avantages que la Nature, ſecondée de la lecture & de la méditation des Anciens & des Modernes, m'ont acquis. Au ſurplus, je n'ai pas dû vous demander la permiſſion pour tailler; & en le faiſant ſans votre aveu, je ne vous ai fourni ni le droit, ni le titre de me diffamer.

Tout le monde ſait que la Brochure que je fis imprimer au commencement de 1766, & contre laquelle vous vous recriez avec tant d'audace, n'eſt au fond qu'une réfutation pure & ſimple, un démenti formel

(1) Lettre de M. Chaſtanet, &c. à M. Cambon, premier Chirurgien de S. A. R. Madame la Princeſſe Charlotte de Lorraine, &c.

des impostures que vous aviez répandues sur mon compte, & que vous aviez trouvé le secret de faire insérer dans l'ouvrage d'un des plus célèbres Ecrivains de ce siècle (2). Je ne cherche point à deviner les moyens dont vous vous êtes servi, pour faire illusion & pour séduire l'Auteur de cet Ouvrage; mais la diffamation étoit imprimée, & elle se vendoit publiquement. J'ai dû, en conséquence, écouter la Loi, qui nous prescrit de défendre notre honneur & notre réputation injustement attaquée. Je n'ai rien fait de plus, & je l'ai fait avec tout l'avantage que donne la vérité.

Si, après ma justification, j'ai usé de représailles; si j'ai récriminé, c'est que je le devois. Vous même, Monsieur, m'y aviez forcé, en niant effrontément les deux hémorrhagies que M. de Grave vous avoit reprochées. Et comment encore aviez-vous nié ces deux hémorrhagies? En me traitant d'imposteur; épithète que je ne méritois sûrement pas, puisque j'ignorois alors la dispute qui s'étoit élevée

(2) Lettre de M. le Cat, Ecuyer, Docteur en Médecine, Chirurgien en chef de l'Hôtel-Dieu de Rouen, &c, à M. Dumont fils, Maître en Chirurgie à Bruxelles, sur l'opinion de l'adhérence des pierres à la vessie.

à Bruxelles, entre Mrs Dumont & de Grave, & dans laquelle je n'avois aucun intérêt de prendre parti.

Après cela, Monsieur, vous sied-il bien d'ameuter contre moi tous ceux qui ont eu la bonté, ou plutôt la foiblesse, de vous écouter, comme si je vous avois fait la plus grande injustice, & que j'eusse voulu vous perdre? De quel manège ne vous êtes-vous pas servi, pour séduire certaines personnes, dont il vous importoit le plus de captiver la bienveillance, & auxquelles vous vouliez inspirer de la compassion? Avec quelle charité ne m'avez-vous pas peint aux yeux de nombre de Curés, Religieux, &c.? Vous les avez conduits au point de vous plaindre, de me blâmer, de me haïr peut-être, tandis que je m'étois borné à une juste défense, & à repousser les traits envénimés que vous aviez lancés publiquement contre moi?

Quoiqu'il en soit, Monsieur, je n'ai point à me reprocher d'avoir avancé contre vous aucun fait que je n'aie amplement prouvé; & sans m'arrêter plus longtemps à discuter les torts que vous m'avez prêtés, soit en secret, soit en public, je passe au motif qui m'oblige à reprendre aujourd'hui la plume; libre à vous, après cela, d'aller de porte en porte débiter des Jérémiades, & vous plaindre amèrement de ma persécution. Mais afin que personne n'en soit la dupe, & qu'un chacun soit à portée de juger sur le vu de la pièce, où votre nouvelle insulte est consignée, je commence par transcrire votre Lettre à M. Dumont, imprimée dans une autre de M. le Cat à M. de Saint-Martin, premier Chirurgien de son Altesse Sérénissime Monseigneur le Duc de Chartres, en date du 5 Août 1766. La voici : *Le libelle du sieur Chastanet n'est qu'un tissu d'impostures ..... Les pièces dont je suis muni, ne sont que trop suffisantes pour vous en convaincre ..... Je me flatte d'avance de retirer d'autant plus de gloire de ma défense, que mon ennemi a joui long-temps dans le Public, d'une victoire qu'il n'a pas remportée.*

C'est à quoi je vais répondre. Vous deviez vous y attendre ; car vous me connoissez assez pour ne pas présumer que je sois d'humeur de laisser subsister, sans replique, une Lettre si offençante. Quoi, Monsieur, un libelle, un tissu d'impostures qui attaque votre honneur & votre réputation ; une méchanceté noire & odieuse, que je n'ai entreprise que pour vous décrier ! Vous faites plus, vous annoncez, pour en imposer mieux, que vous êtes possesseur de pièces suffisantes, pour convaincre le Public que je suis un méchant, un imposteur, un détracteur de vos rares talens (3).

Je n'ai, Monsieur, qu'un mot à repliquer. Vous êtes muni, dites-vous, de pièces suffisantes pour vous justifier : pourquoi ne les produisez-vous pas ? Il y a plus de deux ans que ma Brochure est publique ; il y en a un & demi que vous prétendez avoir en main de quoi me confondre. Hâtez-vous donc. Qui vous oblige à me ménager ? Et quel usage voulez-vous faire de ces prétendues pièces victorieuses ? Est-ce pour les garder inutilement dans votre porte-feuille que vous vous les êtes procurées ? Si, malgré mes attentions les plus scrupuleuses à faire les informations, j'avois été induit en erreur, je serois le premier à me rétracter.

Nais non, Monsieur, votre feinte est trop grossière. Puisque vous n'avez rien

(3) Le sieur Vandergracht poussa l'effronterie jusqu'à présenter Requête, à ma charge, à Mrs. du Magistrat, pour qu'il fût nommé par eux des Commissaires, à l'effet de visiter quelques malades que j'avois méchamment annoncé morts ou estropiés des suites de ses opérations de tailles, & il concluoit en conséquence à des réparations exhorbitantes. Mrs. du Magistrat savent si je fis la moindre démarche, pour arrêter l'effet de cette Requête : aussi fut-elle apostillée ; alors le sieur Vandergracht jugea à propos de s'en désister.

produit & que vous ne produiſez rien, je regarde plus que jamais, comme réelles & certaines vos tailles meurtrières, dont j'ai rendu compte dans ma Brochure, & je vous en tiens atteint & convaincu au tribunal de la Raiſon & du Public. Je prouverois même, s'il étoit néceſſaire, que je pouvois encore vous accabler davantage, & que par charité je vous ai ménagé; que j'ai paſſé ſous ſilence des anecdotes très-humiliantes, uniquement à deſſein de ne pas trop charger le tableau. Et afin que vous ne preniez pas ce que je dis ici pour une forfanterie déplacée, je rapporterai deux faits que j'avois paſſés ſous ſilence, & que vous vous rappellerez très-facilement. Jugez après cela, Monſieur, ſi je me ſuis ſervi de toutes mes armes pour vous combattre, & ſi c'eſt à tort que je vante d'avoir eu la complaiſance de dérober au Public une partie de vos écarts en Lithotomie.

Le premier des deux faits eſt une taille ſans pierre, que vous fites à Aire en 1753; (4) cette opération eſt conſignée dans une Lettre que m'a écrit M. Lieſon, Maître

---

(4) C'eſt la deuxième taille ſans pierre que M. Vandergracht a faite; voyez ma dernière brochure, page 97. Ce ne ſera probablement pas la dernière.

en Chirurgie à Aire, qui en fut témoin. La voici : *Dans l'année 1756, M. Darthée, mon Confrère, Chirurgien des Pauvres de cette Ville, m'ayant dit, Monſieur, que le ſieur Vandergracht, Chirurgien à Lille, devoit faire le lendemain l'opération de la Lithotomie dans ſon Hôpital, je le priai de m'indiquer l'heure, ce qu'il fit avec bonté, & je ne manquai pas de m'y rendre. C'étoit ſur un enfant de dix ans. Le ſieur Vandergracht ayant fait ſon inciſion, il introduiſit ſa tenette dans la veſſie, y chercha la pierre, au moins un demi-quart d'heure ſans pouvoir la trouver; mais enfin perdant contenance, il nous dit que l'enfant n'en avoit point. Je paſſe ſous ſilence les propos vifs qui lui furent tenus & qu'il méritoit ; il me ſuffit de vous obſerver que cet enfant échappa à la mort, & qu'il en fut quitte pour avoir inutilement ſouffert la torture de l'opération.* Signé, *L. J. Lieſon.*

Le ſecond mérite de figurer à côté de ceux de Goſſart, Leleu, Vancouyghem, & des autres, il eſt détaillé dans l'atteſtation ſuivante.

Pardevant les Notaire Royal & homme de Fief du Haynaut, de la réſidence de la ville de Condé, ſouſſignés, comparut M. Charles Stievenard, Curé de la Paroiſſe du Vieux-Condé, lequel après serment par lui prêté, manu dexterâ pectori appositâ, *ès mains desdits Notaire & Homme de Fiefs, a affirmé avoir été présent à l'ouverture du Cadavre de Jacques-Joseph Leloire, son Paroissien, fils de feu Christophe & de Marguerite d'Apsence, décédé audit Vieux-Condé le onze du mois de Juin mil sept cent cinquante-cinq, quelques jours après avoir été taillé de la Pierre par le sieur Vandergracht, Chirurgien de Lille, & que dans ce moment MM. le Brun & Desmaretz, Maîtres en Chirurgie à Condé, lui ont fait observer que la vessie de l'Opéré avoit été percée d'outre en outre lors de l'opération.*

Et sont aussi comparus Marie-Josephe Refaut, femme à Guillaume Leleu, ci-devant Cabaretier, demeurant au Vieux-Condé, & Jacques-Albert Huart, Clerc de ladite Paroisse, présens tous deux à ladite opération; lesquels ont affirmé par serment qu'ils ont aussi prêté ès mains desdits Notaire & Homme de Fiefs; sçavoir, ladite Refaut, que l'opération dont est question avoit duré une demi-heure; que le sieur Vandergracht auroit dit après l'opération, qu'il n'en avoit jamais vû de pareille; qu'elle a été présente à l'ouverture dudit Cadavre, & qu'elle a ouï dire par MM-

le Brun & Desmaretz, Maîtres en Chirurgie, que la vessie de l'Opéré étoit percée en deux endroits. Et ledit Huart, qu'il a tenu ledit Opéré pendant une demi-heure ou environ que l'opération a duré ; de tout quoi lesdits Comparans sont très-mémoratifs, & déclarent de ratifier le tout pardevant tous Seigneurs, Juges qu'il appartiendra, ayant été observé par les Comparans, que ledit enfant étoit mort six à sept jours après l'opération. Ainsi fait & passé audit Condé, & après lecture, le premier de Décembre mil sept cent soixante-six. Signé, *Stievenart, Curé du Vieux-Condé. J. A. Huart. La ✝ Marque de Marie-Josephe Refaut.*

Baligand, homme de Fief. *Rousseau, Notaire Royal.*

Voilà encore deux faits tirés de l'oubli ; ne soyez pas surpris, Monsieur, si vous apprenez que je m'occupe le plus qu'il m'est possible à de nouvelles recherches, & que je tiens registre de tout ; disposé à vous pousser toujours plus vivement, chaque fois qu'il vous prendra envie de revenir à la charge. C'est bien sans doute la moindre chose qu'on puisse me permettre ; car vous sçavez que vous avez toujours fait l'office d'aggresseur, sans avoir d'autres motifs que celui d'avoir pu vous convaincre que j'étois ſinon plus habile, du moins plus heureux Lithotomiſte que vous. Nous verrons au reſte ſi vous continuerez à jouer un rôle qui vous ſied ſi mal, & que pour votre honneur vous n'auriez jamais dû faire. En attendant, comme c'eſt vous qui m'avez mis malgré moi la plume à la main, vous me permettrez, Monſieur, avant de la quitter, de tracer ici une partie de vos ſuccès de l'année 1766, & votre début pour 1767. Vous voyez, Monſieur, que je m'adreſſe ſans façon à vous-même : ce n'eſt plus à M. Cambon, c'eſt à vous ; &, par ce moyen, je vous fournis tout naturellement l'occaſion d'une réponſe (vous m'en devez plus d'une), & par-conſéquent celle de mettre au jour les pièces victorieuſes dont vous êtes muni. Vous ne pouvez plus décemment reculer, Monſieur ; il faut vous juſtifier en règle, ſi vous le pouvez ; ou me démentir avec des pièces, ſi vous en avez. Il faut vous expliquer, ſi vous êtes innocent ; ou vous taire tout-à-fait, ſi vous êtes coupable : oui, vous taire tout-à-fait, & vous réſoudre à ne donner, de votre vie au Public, de ces petites Lettres honteuſes, dépourvues de ſens & de raiſon, où la méchanceté perce à chaque ligne, & où la vérité gémit à chaque mot.

Après ce conseil, dont vous profiterez si vous m'en croyez, je vais mettre sous vos yeux le résultat des informations que j'ai faites depuis la publication de ma Lettre à M. Cambon. Je vous préviens que j'ai usé de la même précaution que par le passé ; je veux dire, que chaque fait est muni de sa preuve. Au surplus, Monsieur, vous verrez si vous pourrez vous inscrire en faux. J'en doute fort. Cependant, je vous laisse là-dessus liberté pleine & entière. Je commencerai vos tailles par Valenciennes, d'où vous êtes pensionné, & je ne ferai que transcrire la Lettre de M. Agasse, présent aux trois opérations que vous fîtes dans cette ville le 29 Avril 1766. Ecoutez.

J'ai vu, m'écrit M. Agasse, *opérer ici le sieur Vandergracht : il a taillé trois enfans de l'âge de 12 à 15 ans : le premier se nomme Maurice Mayeu, âgé de 14 ans, natif de Beaurain, près de Guise, à qui il a d'abord ôté une très-petite pierre engagée dans l'urètre, vers le milieu du canal ; mais comme la vessie contenoit une autre pierre plus considérable, ce malade fut à l'instant opéré : la pierre se trouva friable, & elle se brisa lors de l'extraction ; ce qui obligea l'Opérateur à y revenir au moins à trois ou quatre reprises, & à se servir de la curette pour en tirer les fragmens restés ; ce qui rendit la manœuvre longue & assez laborieuse : il est probable qu'il y eut quelques fragmens oubliés dans la vessie, puisque ce taillé en a quitté un ces jours derniers par l'anus : il y a par-conséquent toute apparence qu'il restera fistuleux.*

Cela est clair, & c'est tout le moins qui puisse lui arriver. Je gagerois même, & je gagnerois sans doute, que ce malade n'en sera quitte que pour la double fistule (5) ; car pour qu'un fragment d'une pierre brisée dans la vessie, sorte par l'anus après une opération de taille, il faut, sans contredit, que le rectum ait été coupé dans l'opération. Ne concluriez-vous pas de même que moi, Monsieur ? Je vous en fais Juge. Qu'en pensez-vous ? N'est-il pas vrai que Mayeu est aussi infortuné que l'Abbé Fromont, à qui les urines sortent

(5) Si la gageure avoit eu lieu, je l'aurois en effet gagnée ; car le 14 Juin 1767 je reçus une Lettre de Valenciennes, qui confirme ce que M. Agasse m'avoit mandé l'année précédente. L'on me marque de nouveau : *Que Maurice Mayeu a si certainement le rectum coupé, que lorsque les urines ont le temps de détremper, par leur séjour, les matières fécales, ces matières passent par la plaie.*

Il n'y a point là d'équivoque, &, à ce trait, l'on reconnoît d'abord d'où le mal procède.

par

par l'anus (voyez ma Lettre à M. Cambon, page 89)? Et convenez de bonne foi, que l'un & l'autre vous sont redevables de la route contre nature, que suivent chez eux les excrémens & les urines.

Le même jour, poursuit M. Agasse, *fut taillé dans une chambre de l'Hôtel-Dieu de cette ville, le nommé Joseph Céa, âgé d'onze ans & quelques mois, natif de Valenciennes, dont le père est Maçon, & demeure rue du Profond-Sens. Cet enfant est parfaitement guéri depuis quatre semaines* (6).

Vous voyez, Monsieur, que je vous rends volontiers justice, en publiant moi-même la parfaite guérison de Céa. Si vous me fournissiez plus souvent les moyens d'exhalter vos talens, vous verriez avec quelle chaleur j'épouserois vos intérêts. Ce trait doit du moins vous convaincre que je suis aussi incapable de la foiblesse de dissimuler vos bons succès, que de taire vos mauvais. Passons au troisième taillé.

(6) C'est-à-dire, que ce taillé n'a été guéri qu'au bout de trois mois. Le terme paroîtroit long, si nous ne savions que presque tous les taillés du sieur Vandergracht sont dans le même cas; trop heureux quand ils guérissent.

Il se nomme, dit M. Agasse, *Louis-François Louvenie, âgé de dix ans & demi, natif du Fauxbourg Cambray-lez-Valenciennes, le père y demeurant, & faisant le métier de Jardinier : ce malade, ainsi que les deux précédens, fut taillé le même jour & dans le même endroit : il est resté fistuleux pendant plus de quatre mois : il est enfin guéri contre toute attente.*

M. Agasse termine sa Lettre par m'informer de la situation actuelle de M. l'Abbé Fromont, que vous avez taillé, Monsieur, il y a plusieurs années. *Il est toujours*, dit-il, *dans le même état : ses urines, fluant de temps à autre par l'anus ; sa mère & sa sœur, à qui j'en ai parlé depuis votre Lettre reçue, me l'ont de nouveau confirmé.*

De Valenciennes, le 31 Août 1766.
Signé, *Agasse*.

A la suite de ces trois opérations vient celle que vous fîtes à l'Hopital-Comtesse le 29 Juin 1766, au nommé Noël-Etienne Bodin, natif de Lille, paroisse S. André. Cet enfant fut mis hors de l'Hôpital cinq semaines après l'opération, sa plaie n'étant pas encore tout-à-fait cicatrisée. Ce qui détermina à le faire sortir avant sa guérison, fut probablement une incontinence d'urine si considérable, qu'il pourrissoit toutes les literies sur lesquelles on le couchoit. Dans cet état, Etienne Bodin fut renvoyé chez son père, où vous fûtes le panser. Sa plaie se cicatrisa enfin ; mais l'incontinence persista, & persiste encore aujourd'hui, & cela au point qu'il est toujours mouillé. A cette fâcheuse incommodité s'en est jointe une autre encore plus fâcheuse ; ce sont des douleurs aigues, lorsque les urines passent dans le canal ; elles sont quelquefois si fortes, que ce petit malheureux est sur le point de tomber en convulsion. Telle est, Monsieur, la situation de votre opéré. Je ne dis rien dont je ne sois très-sûr : il y a plus d'un an que j'en ai la preuve. Je vais la transcrire.

Je certifie, Chirurgien-Juré & préposé pour les pauvres de la paroisse de S. André de cette ville, d'avoir visité le nommé Noël-Etienne Bodin, âgé de dix ans, qui fut taillé, suivant le rapport que le père de cet enfant m'en a fait, par le sieur Vandergracht, à l'Hôpital-Comtesse, le 29 Juin 1766. Depuis lors, ce petit taillé souffre les douleurs les plus cruelles, quand les urines passent par le canal de l'urètre ; & ces douleurs sont accompagnées d'une in-

continence d'urine si absolue, qu'il est toujours mouillé. Fait à Lille, le 18 Décembre 1766. Signé, *Alexandre Pionnier.* Et plus bas : *N. J. Bodin, père dudit Noël-Étienne Bodin.*

Bodin n'est pas mort ; mais est-il guéri ? Est-il fait pour figurer parmi vos succès de 1766 ? Car il vous suffit qu'un taillé ait échappé au trépas, n'importe d'ailleurs s'il se trouve noté d'incontinence, de fistule, &c. pour que vous le placiez au rang des heureusement guéris, & qu'à l'instant son nom aille grossir la liste qu'on publie chaque année, pour instruire l'Europe de vos prétendus succès. J'augure mal de celle ci, Monsieur. Ce que nous en voyons jusqu'à présent, est peu propre à soutenir la réputation de Célèbre & d'Heureux Lithotomiste, qu'on s'est efforcé de vous prodiguer (7), & que votre modestie a

(7) Dans un Ouvrage publié en 1766, intitulé : *Parallèle de la taille latérale de M. le Cat, avec celle du Lithotome caché* : on lit, à la page 222 de cet Ouvrage, que M. Vandergracht de Lille a taillé & guéri, dans environ un an, 32 sujets. Aussi, ajoute-t on, Mrs. les Grands Baillifs de la Châtellenie de Lille l'ont-ils gratifié de 1200 liv. de pension.

L'Auteur du Parallèle n'avoit sûrement pas encore vu la Brochure que je fis imprimer aussi en 1766, dans laquelle je rendis compte des succès en Lithotomie du sieur Vandergracht ; cette lecture l'auroit infailliblement rendu plus

souffert sans rougir. Voyons cependant si la suite vous sera plus favorable.

Le 18 Août 1766, vous fûtes tailler à Tourcoing le nommé Jean-Baptiste Dewenain, mort le 4 Septembre suivant.

La cause de cette mort est si intimement liée à votre opération, qu'il suffira, Monsieur, d'en rappeler les principales circonstances. Je me contenterai pour cela de transcrire la pièce suivante, qui me fut envoyée par les Médecins & Chirurgiens qui se trouvèrent présens à la taille en question ; témoins connoisseurs, irréprochables, & que je vous défie de récuser. Ecoutez : *Voici, Monsieur*, m'écrit-on, *le détail de la taille que M. Vandergracht, Lithotomiste pensionné de la ville de Lille, a faite à Tourcoing, en présence de Mrs. de Wavrin & du Colombier, Chirurgiens-Jurés audit Lille.*

» Le 18 Août 1766, fut taillé Jean-
» Baptiste Dewenain, âgé de six ans ou

---

réservé à prodiguer des éloges à ce Chirurgien. Quant aux 1200 liv. de pension, il m'est permis, je crois, d'en douter, sans en disputer la réalité ; car je sais qu'on peut jouir de fortes pensions sans les mériter, sur-tout quand ces pensions sont assignées sur les revenus d'une Châtellenie ou d'une ville. Si, au surplus, cette anecdote est vraie, je dis que les Législateurs ont cru voir, dans cet établissement, l'avantage public ; mais avec l'envie la plus décidée de faire le bien, l'on ne réussit pas toujours à le procurer.

» environ, fils de Ferdinand, Fileur, au
» grand Chariot, de sa profession. L'opé-
» ration ne dura que quelques minutes,
» parut être exécutée avec dextérité ; ce
» qui engagea les assistans à féliciter l'O-
» pérateur. Mais, malgré cette congratu-
» lation, le petit taillé ne cessoit de crier,
» & de se plaindre amèrement, qu'il avoit
» mal au fondement. L'on crut d'abord
» que ces plaintes étoient annexées à son
» état : mais comme Dewenain persista
» dans les mêmes plaintes pendant dix-
» huit jours qu'il survécut à ladite opéra-
» tion, l'on fut, avec raison, inquiet de
» leur opiniâtreté ; & ce ne fut que quel-
» ques jours après, qu'on dévoila la véri-
» table cause qui les produisoit.

» Deux heures après l'opération, Mrs
» de Wavrin & du Colombier furent re-
» quis, par le père du taillé, de le venir
» voir, à cause que, suivant son rapport,
» il se mouroit baigné dans son sang.
» Cette expression parut singulière, parce
» que Dewenain n'avoit perdu dans l'opé-
» ration qu'environ trois onces de sang.
» Mrs de Wavrin & du Colombier s'y
» transportèrent sur le champ, & trou-
» vèrent en effet l'opéré & le lit inondés
» de sang : de la charpie brute, un bon
» bandage, & les attentions qu'appor-

» tèrent ces deux Messieurs pour sauver » cet infortuné du danger pressant qui le » menaçoit, arrêtèrent l'hémorrhagie ; » mais le coup étoit porté, & il n'étoit » pas en leur puissance d'en éluder l'ef- » fet.

» La fièvre étoit dès-lors (deux heures » après l'opération) très-violente ; la nuit » fut mauvaise, & il se manifesta un » phlogose aux bourses ; le ventre se ten- » dit avec sensibilité ; des selles, des syn- » copes, le hoquet, *&c.* tous symptômes » qui nous firent présager une mort promp- » te. Le malade supporta néanmoins le » choc de tant d'accidens : il survécut » 18 jours à cette funeste opération, en » donnant même des alternatives d'espé- » rance & de crainte : il succomba enfin » le 4 Septembre suivant, à tant d'accidens » réunis.

» L'on fit l'ouverture du cadavre (8) le » soir du même jour de la mort. La cu- » riosité de ces Messieurs étoit d'autant » plus en place, qu'ils étoient extrêmement » surpris qu'il ne fût passé aucune goutte » d'urine par les voies naturelles pendant

(8) M. Vandergracht y fut invité, parce que ce même jour il se trouva à Torcoing. On ignore les raisons qui l'obligèrent à ne point y assister.

» les 18 jours qui s'étoient écoulés depuis » l'opération, quelques situations qu'on » fît prendre au malade, & qu'il se fût » présenté, à différentes reprises, des ex-» crémens à l'orifice de la plaie extérieure. » Il n'étoit pas difficile de deviner la cause » de ces accidens ; mais on vouloit s'en » assurer par le vu des organes intéressés » dans l'opération. « C'est ce qu'on fit, & en conséquence on joignit au récit ci-dessus, le certificat suivant.

Nous Médecin & Chirurgiens à Tourcoing, soussignés, certifions & attestons à tous ceux qu'il appartiendra, que le 4 Septembre 1766 avons fait l'ouverture du cadavre de Jean-Baptiste Dewenain, taillé le 18 du mois précédent par le sieur Vandergracht, Lithotomiste à Lille. Nous avons trouvé le bas-ventre inondé d'une matière grise très-infecte, avec quelques grumeaux de sang, putréfiés & changés de nature & de couleur: la vessie racornie étoit incisée au moins de deux travers de doigt dans son fond inférieur & postérieur. En foi de quoi nous avons soussigné cet Acte. Fait à Tourcoing, ce 13 Octobre 1766.

Signés, *F. E. Francq, Méd. Licentié. V. J. de Wavrin; D. F. du Colombier, Chirurgiens.*

Les accidens graves qui ont accompagné cette taille, font naître des idées, Monsieur, qui vous sont bien désavantageuses. L'épanchement dans le bas-ventre, la nature de l'humeur épanchée, les excrémens qui se sont présentés à plusieurs reprises à l'ouverture de la plaie extérieure, la mort : que penser de tout cela, Monsieur ? Sinon que la plaie du fond postérieur de la vessie a dû nécessairement produire tous ces ravages ; plaie pénétrante dans le rectum, dans le bas-ventre, où elle a causé un épanchement mortel. Je me tais : la charité me dicte de ne pas pousser plus loin mes réflexions. Approuvez, Monsieur, ma retenue : vous ne sauriez mieux faire ; mais sur-tout gardez-vous bien de vouloir vous disculper : vous ne trouveriez pas à Tourcoing les mêmes ressources, que vous trouvez par fois ailleurs. Il y a, dans ce Bourg, des hommes que le bien public décide, sans égards ni pour vous, ni pour moi ; des hommes éclairés, intègres, & sur qui la séduction ne peut rien.

Le 6 Octobre 1766, vous opérâtes, à l'Hôpital-Comtesse à Lille, le nommé Vanbelghem, âgé de 24 ans, Tailleur de son métier, & habitant de la paroisse de Pérenchies. Si alors l'hémorrhagie fût fort conſidérable, on parvint au moins à ſe rendre maître du ſang. Mais elle ſe répéta le 14, huit jours après l'opération, avec tant de furie, que le malade fut ſur le point d'expirer. M. Dupont, très-habile Chirurgien en chef de cet Hôpital, employa inutilement toutes les reſſources de l'Art ; il fut obligé d'avoir recours aux ſtyptiques, qui enfin lui réuſſirent. L'hémorrhagie s'arrêta ; mais les ſuites de cette taille furent fort traverſées. Il parut, peu après, une fluxion éréſipélateuſe dans le voiſinage de l'opération : l'inflammation ſe fixa au haut de la cuiſſe, où il ſurvint un abcès qu'on ouvrit. Il y eut encore d'autres abcès dans différentes parties qui ſuppurèrent. Le malade reprit cependant aſſez de forces, pour ſortir de l'Hôpital le 12 Décembre ſuivant.

Avouez, Monſieur, qu'une cure de cette eſpèce ne doit pas beaucoup vous flatter ; & après avoir annoncé à l'Europe entière qu'il ne vous étoit jamais arrivé d'hémorrhagies dans vos opérations de tailles, il eſt triſte pour vous d'être convaincu que pluſieurs de vos taillés ſoient morts, ou aient été en danger de mourir de cet accident. Pourſuivons.

Le 10 Novembre 1766, vous fûtes à Roncq opérer le nommé Jean-Baptiſte

Cochon, Journalier en Lin, âgé de 28 ans ou environ. En voici le détail, il eſt d'autant plus exact qu'il vient d'un Chirurgien qui non-ſeulement fut préſent à cette taille, mais qui n'a jamais perdu le malade de vûe, l'ayant viſité pluſieurs fois depuis.

Oui, Monſieur, m'écrit-on, *j'ai été préſent à l'opération qu'a faite le ſieur Vandergracht le 10 Novembre 1766, ſur le nommé Cochon, du village de Roncq. Cette opération ne fut nullement laborieuſe; la pierre étoit petite, allongée, & reſſembloit à un moyen cornichon, de manière qu'après l'inciſion elle préſenta une de ſes extrémités, ce qui rendit l'extraction prompte & facile. Cependant le malade eut la fièvre le même jour, elle augmenta pendant la nuit, & elle devint ſi forte les jours ſuivans, que l'opéré fut en grand danger. Je le revis ſept à huit jours après, & l'on me dit qu'il avoit reçu les Sacremens, & qu'il avoit failli périr d'une douleur lancinante dans la région hypogaſtrique. Cependant la fièvre ayant diminué peu à peu, elle le quitta tout-à-fait, en ſorte qu'il n'en avoit plus le 19 ou le 20*[me] *jour de l'opération que je le viſitai. Les urines alors ne paroiſſoient point encore vouloir prendre leur canal naturel, & la plaie devenoit de jour en jour douloureuſe*

& mauvaiſe. Les bords en furent probablement calleux, car la plaie n'étoit pas encore fermée après trois mois d'un panſement infructueux, auſſi le malade déſeſpéroit-il de ſa guériſon. M. Vandergracht le vint voir à peu près dans ce temps-là, & lui-même ne comptant plus pouvoir cicatriſer la plaie, à moins de détruire la calloſité des bords, il prit le parti d'introduire un trochique de minium dans tout le trajet fiſtuleux. Vous concevez, Monſieur, ſi ce remède produiſit beaucoup de douleurs, elles furent exceſſives pendant les douze heures qui ſuivirent cette imprudente application, qui néanmoins n'eut point de ſuites plus fâcheuſes ; au contraire, la plaie ſuppura au bout de quelques jours, la régénération ſe fit après la chûte des eſcarres, & elle ſe cicatriſa, du moins en apparence. Je dis en apparence, car vous verrez bientôt, Monſieur, par la ſuite de mon récit, cette plaie ſe r'ouvrir & reſter fiſtuleuſe, juſqu'à ce que la mort vienne débarraſſer ce malheureux d'un état encore plus cruel que n'eſt la fiſtule.

Cette fiſtule n'eſt pas en effet ſon plus grand mal ; Cochon m'a avoué qu'il avoit rendu par la plaie en différentes fois pluſieurs parcelles de pierres, & que ſes urines paſſoient quaſi en totalité par ladite plaie.

Que d'ailleurs il étoit sans cesse livré aux douleurs les plus poignantes dans les reins, dans la vessie & dans tout le passage des urines. Que vous dirai-je enfin, Monsieur, cet infortuné conserve à peine la figure humaine, il est desséché & mourant. Tel est son état actuel; en vain M. Vandergracht l'a-t-il sondé de nouveau, il ne lui a pas trouvé, dit-il, de pierre; & il est sans doute à présumer qu'il ne trouvera pas non plus aucun moyen pour le tirer d'un état aussi souffrant & aussi critique.

A Tourcoing, ce 19 Août 1767. *Signé*, V. J. De Wavrin.

Le soussigné, Licentié en Médecine, déclare avoir vû le susdit Jean-Baptiste Cochon au village de Roncq, taillé de la pierre par le sieur Vandergracht, Lithotomiste à Lille, le 11 du mois de Novembre 1766. Ce fut au mois d'Avril 1767, que je vis ce malade pour la première fois: sa plaie étoit cicatrisée alors depuis cinq à six jours; mais il étoit souffrant & travaillé d'une fièvre lente. Je le revis le 13 du mois d'Août suivant: sa plaie pour lors étoit ouverte sans callosité: il avoit une incontinence d'urine continuelle qui découloit par la plaie, comme par la verge, avec de très-grandes douleurs. Il étoit de plus accidenté d'une douleur conti-

nuelle aux reins, & il m'a rapporté qu'il avoit quitté divers fragmens de pierre par la plaie; ce malade se trouvant au reste dans le plus grand dessèchement & dans la plus grande foiblesse. Fait à Tourcoing, ce 19 Août 1767. Signé, F. E. Franc, Méd. Licentié.

Mes perquisitions pour l'année 1766, se borneront, sous votre bon plaisir, Monsieur, aux faits que je viens d'énoncer: si j'avois été mieux servi, le nombre en eût été plus grand; mais combien de difficultés à surmonter? Une des plus fortes est le dégoût attaché à ces sortes d'enquêtes, auquel il faut joindre la répugnance d'un Correspondant qu'on ne connoît le plus souvent pas, & qui par respect humain se trouve engagé à garder, sur ces sortes de catastrophes, un secret dont presque lui seul est dépositaire. Or cette ressource venant à nous manquer, où sera la possibilité de pouvoir découvrir le nom, la profession, l'âge, le domicile d'un opéré dans une grande Ville, que sa pauvreté fait d'ailleurs ignorer de presque tout le monde, & que huit jours après sa mort on a entièrement oublié. Enfin mes occupations qui toujours excessivement multipliées, ne me laissent quasi pas le loisir de donner à la nature la réparation qu'un travail trop long lui fait perdre.

Quoiqu'il en soit, je vais passer à votre début de 1767, qui ne consiste que dans deux tailles, les seules qui soient venues à ma connoissance. La première a fait trop de bruit pour être ignorée de qui que ce soit; & la seconde, non moins malheureuse, auroit infailliblement resté dans l'oubli, si des personnes respectables, & qui ont droit de se faire écouter, n'avoient pour ainsi dire, arraché des mains du Chirurgien qui vous avoit secondé, l'aveu & le certificat que vous verrez ci-après.

Le 21 du mois d'Avril 1767, vous opérâtes à Warneston le nommé Alexandre Lemoine, âgé de 30 ans, Charron & Cabaretier audit lieu; vous employâtes les plus grandes violences pour extraire la pierre; vos efforts ayant été vains, vous vous fites remplacer successivement par deux Garçons Chirurgiens que vous aviez menés avec vous; tout cela fut inutile: il fallut céder, & délier le malheureux Lemoine, qui étoit prêt de succomber aux tourmens d'une opération qui avoit duré trois quarts d'heure. Il fut mis au lit où il reçut l'Extrême-Onction; il tomba peu après dans l'agonie, & expira la même nuit à quatre heures du matin.

M. Schoucten, Chirurgien, présent à cette opération, jugea à propos de séparer la vessie du reste du cadavre de l'infortuné Lemoine; pièce qu'il conserve encore en entier.

Des affaires m'ayant conduit à Warneston au mois de Juillet suivant, je profitai de cette circonstance pour examiner par moi-même les choses: j'étois heureusement accompagné de deux personnes de l'Art; M. Plancque, Chirurgien-Major de l'Hôpital Militaire à Lille, & Malangié, Licentié en Médecine à Wervick. Cette vessie étoit racornie, ses parois en étoient fort épais. La pierre étoit balotante dans sa cavité, sans nulle trace d'adhérence, de la figure & de la grosseur d'un œuf de poule applati, & du poids d'un peu moins de quatre onces. Voilà tout ce que je remarquai en présence des témoins que je viens de nommer. Qui a donc pu empêcher l'extraction de cette pierre? Ce n'est sûrement ni son volume, ni sa figure, ni aucune espèce d'adhérence quelconque. Quel est donc, encore une fois, cet obstacle invincible? Qu'on se donne la peine d'examiner la pièce, & à l'instant on s'en appercevra. Du premier coup d'œil je vis que l'incision étoit trop petite: elle n'a au plus que huit lignes. Or, je demande ſi une inciſion de huit lignes dans une veſſie racornie peut livrer paſſage à une pierre de quatre onces, ſur-tout ſi cette inciſion prend trop ſur l'urètre, & qu'elle ne débride pas aſſez le cou de la veſſie. Je vous laiſſe, Monſieur, la liberté de vous juger vous-même, & je paſſe à votre ſecond taillé. Vous ſerez ſans doute ſurpris, Monſieur, de voir le nom de M. de Bruyne au bas du certificat qui conſtate la mort de ce taillé ; mais telle impreſſion que cela puiſſe vous faire, vous ceſſerez bientôt de lui en vouloir : vous verrez par la lecture de cette pièce, combien il vous a ménagé ; & je ne dois pas vous laiſſer ignorer qu'il a preſque fallu lui faire violence pour la lui faire lâcher. Je devois cet avertiſſement, afin d'empêcher deux amis de ſe brouiller.

» Je certifie que le ſieur Vandergracht, » Chirurgien à Lille, a taillé ici le nommé » Monpetit, âgé de 44 ans, vivant avec » ſa ſœur, & demeurant dans la rue du » Commandant. L'opération fut faite le » 13 du mois de Mai 1767, & le malade » mourut le 16 du même mois, ſans autre » accident qu'une légère hémorrhagie dans » laquelle il a pu perdre cinq à ſix onces » de ſang, occaſionnée par la fièvre, le

» transport & l'irritation. Le malade sen-
» toit aussi une petite douleur au bas-ven-
» tre, avec gonflement. La pierre étoit
» longue comme un œuf, & pesoit trois
» onces, poids de Ville; l'opération a duré
» deux minutes & demi. Fait à Bergues,
» le 13 Août 1767. Signé, *De Bruyne.*

N'admirez-vous pas, Monsieur, cette légère hémorrhagie causée par la fièvre? Ce petit gonflement du bas-ventre, accompagné de petites douleurs? Le nom du malade qui s'appelloit Monpetit? M. de Bruyne auroit bien dû dire aussi que le transport au cerveau étoit petit, & que tout cela s'étoit terminé par une petite mort. Au moyen de quoi tout, jusqu'aux expressions de son certificat, auroit été petit.

Après avoir dit tout ce que je sçais de vos tailles, vous me permettrez, Monsieur, de rendre compte des miennes. Vous n'en êtes pas, sans doute, fort curieux, parce que vous sçavez déja que le succès a répondu à l'excellence de la méthode que je pratique. Mais il est bon qu'à côté d'un tableau effrayant, je place, pour la consolation publique & l'honneur de la Chirurgie, un autre tableau qui ranime l'espérance de ceux qui ont le malheur d'être accidentés de la pierre. D'ailleurs, je remplirai par-là la loi que je me suis imposée d'annoncer publiquement les événemens heureux ou malheureux de mes opérations de tailles. Si vous en agissiez, avec la même franchise, vous m'épargneriez la moitié d'une besogne qui ne laisse pas d'être fatiguante, & dont mon zèle pour tout ce qui intéresse la conservation des hommes, m'engage à me charger seul.

Ma liste finit à Charlemagne Joseph, vingt-unième de mes opérés. & j'ai annoncé à la fin de ma Brochure l'opération & la mort de M. le Président du Collége de Drusius, que je fus tailler à Louvain le 12 Décembre 1765, mort le sixième jour.

Je fis remarquer alors le mauvais état dans lequel je trouvai ce Président. Son extrême épuisement causé par quinze années de souffrances, & par les fréquentes hémorrhagies auxquelles le plus léger exercice le rendoit sujet; l'écoulement du pus, l'infection des urines; un dégoût invincible pour toutes sortes d'alimens, &c. il ne me reste maintenant qu'à rendre compte de ce qu'on remarqua à l'ouverture du cadavre de ce malade, & j'espère après cela, Monsieur, que vous voudrez bien me rendre la justice de croire que ni moi ni l'Inſtrument n'avons aucune part à cette mort. L'on peut, ſans doute, délivrer un calculeux de la pierre ; mais il n'eſt pas en notre puiſſance de créer de nouveaux organes.

Cette ouverture fut faite en préſence de MM. Van-Rorſum, Jacquelart & Gilbert, ſçavans Profeſſeurs en Médecine, & de trois Maîtres en Chirurgie. Un de ces derniers, M. Prévinaire, diſſéqua les parties. La veſſie étoit petite, racornie, & ſes parois avoient l'épaiſſeur d'un pouce. Les uretères avoient acquis le volume de l'inteſtin colon, & on ne put trouver leur canal à l'endroit où il perce les tuniques de la veſſie, (il ne devoit cependant pas être tout-à-fait oblitéré, puiſque l'urine ſuintoit encore dans la veſſie, & qu'elle s'expulſoit par l'urètre à meſure qu'elle venoit des reins) les reins étoient preſque pervertis, ſans conſiſtance, applatis, ils ſe feroient tout-à-fait diſſous, ſi le malade avoit pu vivre encore quelque temps. La veſſie parut en outre à ces Meſſieurs telle que la pierre devoit la remplir en entier. Quant à l'opération, on trouva les proſtates coupées exactement du côté gauche.

Rappellez-vous, Monſieur, ce que j'avançai dans ma Lettre à M. Cambon au ſujet de cette opération ; voici les expressions dont je me servis, page 106. *La pierre occupoit, à peu de chose près, toute la capacité de la vessie : sa pointe s'allongeoit vers le col, & ne me laissoit que la liberté de couper la glande prostate.* Je n'avois sûrement pas vu alors le procès-verbal d'ouverture, qui ne me parvint que le 14 Janvier 1766, & ma Lettre étoit imprimée, & en grande partie distribuée, le 6 du même mois. Or, ce procès-verbal se trouvant exactement conforme avec ce que j'avois annoncé précédemment dans ma Brochure, l'on doit conclure que je m'étois rendu maître absolu de mon opération ; & qu'à la faveur du 13e degré d'écartement du Lithotome caché, & de la section exacte de la glande prostate, j'avois extrait, fort aisément, une pierre de six onces & demie, ou à peu de chose près.

J'abandonne, Monsieur, cette taille à vos réflexions, & je passe à la suivante.

N°. 23. Le 13 du même mois de Décembre 1765, je taillai aussi à Louvain, au N°. 9, François Hembroch, âgé de 13 ans, fils de François, Brasseur, paroisse de S. Michel. La pierre étoit murale, ses aspérités fort aiguës : elle étoit de figure ronde,

& de la grosseur d'une noix. Le malade eut, les deux ou trois premiers jours, des douleurs de ventre, qu'une embrocation d'huile d'ipéricum fit cesser. Il fut parfaitement guéri le 16 Janvier suivant. M. de Vienne, habile Chirurgien de Louvain, a eu soin de ce malade, ainsi que du précédent.

N°. 24. Le 20 Février 1766, je taillai à Torcoing le nommé Gabriel-Joseph Dubar, âgé de 35 ans, Moltonnier de profession. Je lui tirai, en moins de deux minutes, une pierre murale applatie, du poids de deux dragmes. Ce malade fut bien guéri le seizième jour après l'opération.

Cette taille est remarquable en ce que les urines n'ont jamais cessé de couler par les voies naturelles, & le cinquième jour il n'en passoit plus, & n'en a plus passé du tout par la plaie.

J'ai pour témoin de cette opération M. de Francq, Licentié en Médecine, & Mrs de Wavrin & du Colombier, Maîtres Chirurgiens. Il a manqué, à mon entière satisfaction, la présence de M. Desmazières, Médecin à Roubaix. Cet habile homme m'avoit promis de s'y trouver; & il m'eût fait cet honneur, si des affaires trèsurgentes ne l'eussent appelé ailleurs.

M. de Wavrin, à qui le soin du malade a été confié, s'est comporté avec toute l'intelligence & la capacité qu'on lui connoît : il a remédié à un abus dans le régime, qui donna la fièvre au malade le neuvième jour : sans ce petit excès, qui néanmoins ne dérangea rien, ce taillé n'eût éprouvé aucun mouvement de fièvre.

Jamais guérison ne fut plus radicale que celle de Dubar. L'instant qui le délivra de la pierre, fut l'époque de la cessation de tous ses maux, & ce malade jouit pleinement de tous les attributs accordés à l'humanité, sans mêlange d'aucune infirmité. Sa femme est heureusement accouchée au mois de Juillet 1767, d'un enfant bien portant. En faut-il davantage pour mettre le sceau à sa parfaite guérison ?

N°. 25. Le 17 Avril 1766, je taillai, au N°. 9, Charles Joseph, âgé de 9 ans, fils de M. Alexandre Pionnier, Maître en Chirurgie, rue Saint-André, à Lille. Je fis l'extraction d'une pierre murale de deux dragmes & demi : les aspérités, qui hérissoient cette pierre, étoient si pointues, & par-conséquent si piquantes, que le petit Pionnier étoit sans cesse livré à des accès, dont la cruauté faisoit frémir les assistans : les convulsions les plus redoutables, accompagnées de fièvre, d'urine ensanglantée, d'insomnie, avoient précipité ce malade dans une maigreur & dans une foiblesse qui annonçoit sa fin prochaine, sans que les saignées, les bains, les calmans, aient pu lui procurer le moindre soulagement, pendant quatre mois que dura cet état. Enfin, Pionnier se mouroit ; le Lithotome caché le sauva, & treize jours suffirent pour le rendre à la vie.

Le Public est aisément séduit par les apparences. J'avoue même qu'elles sont favorables à celui qui, dans une ville, est pourvu de la pension ; car on ne s'imagine pas que des Magistrats puissent se tromper sur le mérite de celui en faveur de qui leur choix s'est décidé. Il en est tout autrement d'un Maître de l'Art, sur-tout d'un Chirurgien qui se trouve dans le cas de M. Pionnier : le préjugé ne peut rien sur lui : son intérêt l'oblige à examiner & à ne se décider qu'après avoir pesé mûrement les avantages & les inconvéniens qui résultent d'une méthode. Le père étoit d'autant plus touché de l'état de son fils, que ce jeune homme joint à beaucoup d'esprit, la figure la plus intéressante. M. Pionnier étoit ami & en possession de suivre mon Adversaire dans ſes opérations de tailles, & ce fut peut-être l'unique raiſon qui le détermina à ne pas lui confier ſon fils, qu'il abandonna à mes ſoins. Je le taillai en préſence de feu M. Savarin père, Médecin de Douay ; de M. Savarin fils, Docteur en Médecine de Montpellier ; de M. Pionnier, Maître en Chirurgie à Lille, oncle du pierreux ; & de Mrs Plancque & Dageſt, le premier, Chirurgien-Major des Hôpitaux Militaires ; & le ſecond, Chirurgien-Major du Régiment de Bourbonnois. L'opération ne fut ni douloureuſe, ni longue ; quatre minutes ſuffirent pour mettre le malade ſur la table, l'aſſujettir, extraire la pierre & le coucher. La cure ne fut pas plus traverſée : ce taillé n'éprouva pas le plus léger mouvement de fièvre, &, comme je l'ai déjà dit, ſa guériſon fut complette le 13e jour.

Cette victoire ſur le Gorgeret Cyſtitome eſt bien favorable à la méthode du Frère Coſme. Il n'eſt pas ici queſtion d'un particulier obſcur ; mais d'un Chirurgien intelligent & éclairé, dont le fils ſe trouve attaqué de la pierre. Il s'agit de lui ſauver la vie par une opération qui lui paroît haſardeuſe. Il a vu travailler M. Vandergracht ; & quoique ſon ami, il n'oſe le lui confier. Il voit également manœuvrer le Lithotome caché : il pèſe, il balance les ſuccès des deux méthodes, & il ſe décide pour celle du Frère Coſme, déterminé par le réſultat des faits qui ſe ſont paſſés ſous ſes yeux. L'évènement ne trompe point ſa prudence & ſa ſagacité : il fait, au contraire, l'éloge de ſa conduite ſage & réfléchie. L'inſtrument qu'il a jugé le meilleur conſerve les jours d'un fils qu'il chérit tendrement ; & la guériſon de ce jeune homme eſt, pour ainſi dire, auſſi facile & auſſi prompte que celle d'une ſaignée. Il ſemble, après cela, que toute diſcuſſion entre mon Adverſaire & moi doit être terminée. M. Pionnier vient de fixer à Lille le choix que le Public doit faire d'un inſtrument & d'une méthode.

N°. 26. Le 6 Juin 1766, je taillai, au N°. 11, chez M. Thiriſocq, marchand de Criſtaux, rue de la grande Chauſſée, à Lille, le nommé Jean Biggins, âgé de 64 ans, natif de la ville de Warton, dans le Comté de Lancaſtre, en Angleterre. L'adhérence d'une pierre triangulaire, du poids de cinq onces, rendit cette opération ſavante & laborieuſe. Le malade fut néanmoins parfaitement guéri le 3 du mois d'Août ſuivant.

Cette étonnante cure excita contre moi

l'envie, & donna lieu aux propos les plus indécens, à cauſe que je trouvai bon d'abandonner la pierre dans la veſſie, après avoir déchiré une partie de ſes adhérences, dans la perſuaſion que la ſuppuration finiroit de pourrir & de détruire le reſte des liens qui retenoit encore cette pierre ; ce qui eſt enfin arrivé. Ce parti me parut le plus ſûr, & je fus encouragé à le prendre par un grand nombre de ſpectateurs très-éclairés. Toute autre conduite auroit été meurtrière, & j'aimai mieux de laiſſer, pendant huit ou dix jours, ma réputation en proie à mes ennemis, que d'être le bourreau de Biggins. Je ſavois d'avance qu'en paroiſſant avoir échoué, je fourniſſois des armes contre moi, & que la méchanceté m'alloit aſſaillir ; mais je ne conſultai que l'avantage du malade. J'eus lieu de m'applaudir d'avoir temporiſé, & j'eſpère que les Maîtres de l'Art approuveront ma conduite.

Je me contenterai de produire ſimplement ici l'extrait de l'atteſtation qui me fut donnée après la guériſon de mon taillé, parce qu'elle contient l'hiſtoire de la maladie & de l'opération dont il s'agit. Le voici.

» Nous Chirurgien-Major des Hôpitaux
» Militaires de cette Place, Chirurgiens-

» Majors des Régimens de Normandie, » Bourbonnois & de la Reine Dragons, » Docteur en Médecine en l'Université de » Montpellier, & Chirurgien en chef de » l'Hôpital-Comtesse à Lille ; certifions » que le vendredi 6 du mois de Juin 1766, » nous nous sommes trouvés chez M. Thi- » rifocq, marchand de Cristaux, rue de la » grande Chaussée audit Lille, pour y » consulter sur la maladie du nommé Jean » Biggins, âgé de 64 ans, natif de la ville » de Warton, dans le Comté de Lancastre, » en Angleterre. Ce malade se plaignoit » de divers symptômes, qui nous parurent » annoncer la pierre dans la vessie urinaire. » L'ayant questionné sur le commence- » ment & la durée de ses douleurs, il nous » répondit qu'il avoit commencé, dès » 1747, à ressentir de la peine à uriner, » & une douleur fixe au-dessus du pubis : » que la douleur avoit toujours été en » augmentant jusqu'en 1757 : que l'in- » continence s'y étoit jointe : que depuis » lors, c'est à-dire, depuis dix ans ou en- » viron, ses maux étoient quasi devenus » insupportables : que cet état lui ayant » fait chercher du secours, il s'étoit en » vain adressé, dans plusieurs villes & » pays, tant en Angleterre qu'en France, » & dans le Brabant, à dix-huit différens

» Chirurgiens, qui tous l'avoient ſondé
» dans la perſuaſion qu'il avoit la pierre ;
» mais qu'aucun d'eux n'avoit pu la trou-
» ver. Qu'ayant ſuivi à Lille M. le Cheva-
» lier Stanlay, au ſervice duquel il étoit,
» & toujours en proie aux douleurs les
» plus cruelles, qui ne lui donnoient aucun
» moment de relâche, il s'étoit de nou-
» veau adreſſé dans cette ville aux plus
» experts de l'Art, & pris l'avis de M. de
» la Biſſière, Chirurgien-Major des Dra-
» gons de la Reine, notre Confrère, qui
» voulut le ſonder à ſon tour, bien certain
» que les ſymptômes qu'il remarquoit, ne
» pouvoient avoir d'autre cauſe que la
» pierre. En effet, la ſonde introduite,
» M. de la Biſſière, après différentes poſi-
» tions ſans pouvoir rien découvrir, fit
» pencher le corps du côté gauche, &
» trouva la pierre. M. Chaſtanet, qui ſon-
» da le malade après lui, obſerva la même
» choſe, &, comme lui, trouva le corps
» étranger. L'opération ayant été confiée
» à ce dernier, il prépara, de concert avec
» M. de la Biſſière, le malade ; & l'opéra-
» ration, ayant été unanimement réſolue,
» fut faite ſur le champ.

» M. de Chaſtanet fit avec le Lithotome
» caché, une inciſion d'onze lignes ; mais
» la pierre éluda conſtamment les atteintes

» de la tenette : on ne pouvoit que la pin-
» cer dans un point, & elle s'échappoit à
» la moindre pression. Chacun des assistans
» prit la tenette des mains de l'Opérateur,
» & fit infructueusement la même tenta-
» tive. L'on fit alors des perquisitions pour
» éclairer une manœuvre qui paroissoit de-
» voir être longue & laborieuse. M. de
» Bussac, Chirurgien-Major du Régiment
» de Normandie, pressa sur l'hypogastre,
» afin de ramener la pierre à portée des
» serres de la tenette : ce mouvement eut
» tout le succès possible : la pierre fut pour
» le coup embrassée, & elle parut plus
» grosse qu'on ne l'avoit d'abord soupçon-
» née ; mais comme l'incision étoit suffi-
» sante, on tenta de l'extraire. Cette ten-
» tative ne réussit pas : une résistance opi-
» niâtre s'opposoit invinciblement à l'ex-
» traction ; & la cause de cette résistance
» venoit de la vessie même, qui étoit en-
» traînée par le mouvement que la tenette
» donnoit à la pierre. On commença alors
» à croire que cette pierre étoit accompa-
» gnée d'un kiste qui l'adhéroit à la vessie,
» ou, ce qui revient au même, qu'elle s'y
» adhéroit à l'endroit du pubis : l'on en fut
» bientôt convaincu, lorsqu'en lâchant
» prise, la pierre, que la tenette venoit
» d'abandonner, se replaça de nouveau

» dans ſon lieu ordinaire, c'eſt-à-dire, » derrière le pubis. Dans ces circonſtances » l'on prit le ſeul parti qu'il y avoit à prendre ; ce fut de recharger la pierre, en » preſſant de rechef ſur l'hypogaſtre ; & » bien convaincu qu'elle étoit chatonnée, » d'en détruire, autant qu'il ſeroit poſſible, » les adhérences ; c'eſt ce que l'Opérateur » exécuta avec autant d'intelligence que » de circonſpection, tant en ménageant » la veſſie, qu'en déchirant le plus qu'il » pût du chaton, par différens mouvemens » qu'il donna à la pierre, tantôt en l'en- » traînant du côté de l'iſſue, & tantôt en » lui faiſant faire des demi & des quarts » de tours ſur ſon âxe. Là finit la manœu- » vre, qui fatigua moins le malade que » l'Opérateur.

» Cependant Biggins fut ſaigné deux » fois le même jour : les autres moyens » de toute eſpèce ne furent point négligés, » & ils eurent tant de ſuccès, que le ma- » lade fut ſans fièvre le ſecond jour. La » ſuppuration commença à s'établir le troi- » ſième, elle fut conſidérable juſqu'au ſept. » Il y eut dans cet intervalle de grandes » pottions membraneuſes qui s'échappè- » rent par l'orifice de la plaie. Le 8, M. » Chaſtanet en mettant la ſonde dans la » veſſie pour y faire une injection émol-

» liente & déterſive qu'il répétoit deux » fois le jour, s'apperçut que la pierre » avoit non-ſeulement quitté ſa loge, mais » qu'elle étoit tombée dans le bas fond » poſtérieur de cet organe. Il en conçut » dès-lors les eſpérances les plus flatteu- » ſes. il nous fit convoquer le dixième » jour, qui fut le Dimanche 15 dudit » mois de Juin, où l'on prit la réſolution » de procéder à l'extraction.

» Le malade fut aſſujetti ſur la table, » après quoi M. Chaſtanet introduiſit la » tenette, chargea la pierre, & la ramena » au dehors avec la plus grande facilité. » Nous obſerverons ici, & cela eſt néceſ- » ſaire pour mettre fin aux propos qui ſe » ſont tenus au ſujet de cette taille, que » l'extraction s'eſt faite ſans nulle inciſion » & ſans la moindre violence: une mi- » nute a ſuffi pour l'exécuter. La pierre » extraite peſoit cinq onces : elle étoit » murale, triangulaire & figurée en cœur, » dont la baſe ſe trouvoit attachée à la » veſſie. La pointe étoit nue, libre & ſuſ- » pendue au milieu de la veſſie derrière le » pubis.

» Ce qui prouve l'adhérence, & que » dès le temps de la manœuvre nous » avions penſé juſte ſur ce ſujet, c'eſt que » la pierre en ſortant, entraîna avec elle des

» des lambeaux de chairs : ces chairs » étoient incruſtées dans l'épaiſſeur même » de la pierre, avec laquelle elles faiſoient » corps, & dans laquelle on remarquoit » une dépreſſion d'un pouce d'étendue & » de trois lignes de profondeur. L'on ne » pouvoit ſéparer ces deux ſubſtances l'une » de l'autre ; l'on eût dit que dans le lieu » le plus intime de leur union, la ſubſ- » tance pierreuſe devenoit chair, & que » la chair ſe pétrifioit.

» Le malade fut couché après cette » excellente manœuvre ; il dormit la plus » grande partie de la nuit ſans être trou- » blé par la moindre douleur. Cet état s'eſt » ſoutenu de même juſqu'au 5 Juillet, que » les urines ont commencé à prendre la » route naturelle ; elles ont continué de » paſſer par cette voie en augmentant de » jour en jour juſqu'au 23 dudit mois de » Juillet qu'il n'en paſſa plus une ſeule » goutte par la plaie, qui fut complette- » ment & parfaitement guérie le 3 du » préſent mois d'Août 1766 ; enſorte que » cette grande cure n'a duré que deux » mois pour être conduite à ſa fin.

» Nous atteſtons auſſi qu'il n'y a point » eu d'hémorrhagie pendant ni après l'o- » pération ; que le ventre, la verge, les » bourſes & la plaie ont toujours été dans

» le meilleur état, sans gonflement, tension ni inflammation ; que le malade a » été taillé dans la situation horizontale, » & que depuis le moment de l'extraction » on ne lui a fait aucune sorte de pansement ; qu'il retient ses urines trois heures » au moins, & les lâche ensuite à sa volonté ; qu'il a été pour la première fois » à la Messe le jour de l'Assomption Notre-Dame, & qu'il y a été à pied ; qu'il a » été si peu fatigué, qu'il y est retourné le » Dimanche suivant. Enfin nous sommes » persuadés que cette observation est très-intéressante, & qu'elle fait l'éloge de la » méthode & de l'Opérateur.

» En foi de quoi nous avons signé la » présente attestation qui contient exactement la vérité. Fait à Lille, le dix-huit Août mil sept cent soixante-six.

Signé, *Savarin, Docteur en Médecine de Montpellier; Plancque, Chirurgien-Major des Hôpitaux Militaires à Lille; Bussac, Chirurgien-Major du Régiment de Normandie; Dagest, Chirurgien-Major du Régiment de Bourbonnois; Labissiere, Chirurgien-Major de la Reine, Dragons; Dupont, Chirurgien en chef de l'Hôpital-Comtesse.*

L'obſervation que je viens de rapporter, eſt bien propre à appuyer le ſentiment de ceux qui ſont dans l'opinion qu'il y a des pierres adhérantes à la veſſie ; en vain a-t-on prétendu nier l'exiſtence de ces ſortes d'adhérences : l'expérience de tous les ſiècles confond ſur ce point le Pyrrhoniſme qu'ont affecté certains Écrivains, & la pratique ne fournit que trop ſouvent des cas auſſi épineux. Au ſurplus, y a-t-il des pierres proprement adhérantes à la veſſie ? ou ces pierres ne ſont-elles adhérantes à cet organe que par un kiſte qui les renferme ? Je laiſſe aux Praticiens conſommés, bien plus qu'aux Phyſiciens, à décider cette queſtion ; mais l'un ou l'autre des deux cas rapportés à la pratique de l'Art, ne préſente pas moins de précautions à prendre, & de difficultés à ſurmonter.

N°. 27. Le 21 Juin 1766, je taillai au n°. 9, le nommé Jean-Baptiſte, âgé de ſept ans, fils de François Leroy, Journalier, demeurant rue à Diable, Paroiſſe Saint André. Je fis en une minute l'extraction d'une pierre murale du poids de ſix dragmes : le malade n'eut point de fièvre, dormit toutes les nuits, & il fut parfaitement guéri le dixième jour.

Mrs Plancque, Chirurgien-Major de

l'Hôpital Militaire, Dageſt, Buſſac, Girardeau & Labiſſiere, Chirurgiens-Majors des Régimens de Bourbonnois, Normandie, Piémont, & de la Reine, Dragons; Mrs Prévoſt, Pionnier l'aîné, & Dupont, Maîtres en Chirurgie à Lille, le dernier Chirurgien en chef de l'Hôpital Comteſſe; feu M. Savarin, père, Médecin de Douay, Savarin, fils, Docteur de Montpellier, m'ont fait l'honneur d'aſſiſter aux deux dernières opérations.

N°. 28. Le 23 Octobre 1766, je me tranſportai à Neuville en Ferrain, à quatre lieues de Lille, pour y tailler le nommé Pierre-Joſeph, âgé de neuf ans, fils de Charles-Joſeph Lecru, Maître Tailleur audit Neuville.

Il y avoit cinq ans que ce malade ſouffroit de vives douleurs lorſqu'il urinoit, & il y en avoit trois qu'il étoit accidenté de fréquens accès d'épilepſie. Ses urines étoiént purulentes & infectes; il avoit perdu le ſommeil & l'appétit, & pour comble de maux une fièvre lente qui ne le quittoit jamais, le minoit peu à peu.

Dans cet état je le taillai, & lui ôtai au N°. 9 une pierre murale peſant près d'une once & demie. L'opération fut prompte, & le malade fut parfaitement guéri le 29 Novembre ſuivant.

Ce fut encore M. de Wavrin, Maître Chirurgien à Tourcoing, qui eut soin de ce malade; je ne sçaurois trop exalter la prudente conduite de cet habile homme, & je lui rends bien volontiers ici, comme dans toute autre occasion, la justice qu'il mérite.

N°. 29. Le 28 Août 1767, je taillai à Isenghien en Flandres, la nommée Catherine Brower, âgée de 26 ans, femme à Yvo Clément, Cabaretier, à l'enseigne *S. Sébastien.* Cette femme avoit souffert toute sa vie des douleurs plus ou moins fortes, ensorte qu'il est à présumer qu'elle avoit la pierre en naissant. Elle s'étoit mariée sans connoître son état, & dans l'espace de cinq ans elle avoit eu deux enfans, sans avoir éprouvé dans ses grossesses & dans ses couches plus d'incommodité que lorsqu'elle étoit dans d'autres situations. Il y avoit alors seize mois qu'elle s'étoit accouchée de son deuxième, elle-même l'avoit nourri onze mois; mais elle fut contrainte de le sévrer par l'excès de ses douleurs, qui s'étoient accrues à tel point depuis les quatre derniers mois, que son lait s'étoit non-seulement perdu, mais les mammelles ainsi que tout le reste du corps étoient tombés dans le desséchement le plus complet. A cette prodigieuse maigreur se joignit des accès de convulsions si fréquens & si forts, qu'il falloit constamment deux personnes pour la tenir. Il y avoit déja plusieurs années qu'elle étoit sujette à une incontinence d'urine; mais depuis sa dernière couche, cette incommodité étoit parvenue à un tel excès, que la vessie paroissoit absolument paralisée, puisque les urines ne faisoient que passer dans sa cavité, sans y séjourner un moment, de manière qu'elles s'écouloient par l'urètre, à mesure qu'elles étoient filtrées dans les reins.

Tel étoit l'état de cette femme lorsque j'arrivai chez elle à huit heures du soir. Elle étoit alors dans l'accès de convulsions dont je viens de parler: ce fut inutilement que j'en voulus attendre la fin, l'on m'assura que depuis long-temps ces convulsions ne la quittoient plus. Elle avoit le visage pâle & plombé, les yeux éteints, & on lui avoit administré les derniers Sacremens. Tout bien considéré, je ne songeai desormais qu'à l'opérer; je crus que c'étoit le cas où il valoit mieux hazarder un remède douteux, que d'abandonner la malade à une mort certaine. Je n'atrendis pas même au lendemain: les momens étoient instans: le pouls fébricitant ne se soutenoit qu'à peine, & les forces étoient anéanties.

La sonde que je venois d'introduire, m'ayant fait connoître que la vessie étoit pleine de pierres, j'y portai mon Lithotome à qui je donnai sept lignes d'écartement; & au moyen de cette incision, je fis avec beaucoup d'aisance l'extraction d'une pierre ronde, noire, & du poids de deux onces. Cette pierre occupoit le devant de la vessie du côté de son col. Une seconde pierre infiniment plus considérable remplissoit tout le reste de sa capacité, elle me parut immobile & fortement embrassée par la vessie; je l'attaquai néanmoins en y portant la tenette, mais l'extrême écartement des branches me convainquit bientôt que je ne pourrois jamais parvenir à l'embrasser sans forcer la vessie qui, extrêmement racornie, étoit hors d'état de se prêter sans danger à admettre entr'elle & cette grosse pierre les serres de la tenette dont on se sert communément; c'est pourquoi je me déterminai à me servir de la tenette *forceps*, d'autant plus que par cette précaution j'évitois de mutiler cet organe de l'un ou de l'autre côté; ce qui seroit surement arrivé, si je m'étois servi de la tenette ordinaire.

Je pris mon parti en conséquence de toutes ces observations, c'est-à-dire, de la connoissance que j'avois du mauvais état de la vessie & de l'immobilité du corps étranger. J'introduisis le doigt indicateur de la main gauche sur le museau de la pierre; je glissai de la main droite une des branches de la tenette sur le côté latéral gauche de la pierre, entr'elle & la vessie. Cette branche une fois placée, je la fis tenir par un des assistans, tandis que je plaçai l'autre branche sur le côté opposé. Ces deux branches ainsi placées, je les joignis extérieurement par le cloud, & par ce moyen aussi sûr que doux, la pierre se trouva embrassée. J'essayai alors d'en faire l'extraction, mais au moindre effort cette masse pierreuse se brisa dans la tenette. J'en tirai cependant les morceaux qui se trouvèrent engagés dans les serres, parmi lesquels il y en avoit un qui pesoit deux onces. Le reste fut extrait successivement, & le tout se trouva peser huit onces, non compris la première pierre qui, comme je l'ai déja dit, pesoit deux onces.

Les soins qu'exigeoit cette extraction, furent administrés sur le champ: les perquisitions les plus scrupuleuses furent d'abord miſes en uſage ; les injections d'eau chaude furent enſuite prodiguées : elles entraînèrent une grande quantité de débris écraſés & retenus dans la capacité de la veſſie. Après quoi la malade fut couchée les cuiſſes écartées, & avec la liberté de ſe tourner ſur les côtés à ſon choix. Elle dormit toute la nuit, & l'opération que je venois de lui faire, mit fin à ſa triſte ſituation. Je la quittai le lendemain à onze heures du matin, la laiſſant dans le meilleur état du monde. Quelle différence de celui où je l'avois trouvée la veille ! Avec quelle reconnoiſſance cette pauvre femme ne me témoigna-t-elle pas ſa gratitude ! J'en fus pénétré, & j'avoue que ce moment eſt bien précieux pour un cœur ſenſible.

L'état où je la laiſſai ſe ſoutint de même juſqu'au troiſième jour qu'on m'écrivit ſa ſituation : la Lettre qui me l'annonça, me fit en même temps part d'un phénomène qui m'étonna beaucoup, & qui, je crois, mérite d'être rendu public. Ce troiſième jour, m'écrivoit-on, fut marqué par un accès de fièvre qui dura douze heures, pendant lequel mon opérée ſouffrit violemment des deux mammelles, qui ſe gonflèrent exceſſivement, & ſe trouvèrent remplies de lait à la fin de l'accès, comme il arrive dans les couches ordinaires.

Je laisse aux Physiciens à expliquer l'analogie & le rapport qu'il peut y avoir entre l'accouchement de la matrice & la sortie d'une grosse pierre de la vessie urinaire ; mais je présume avec raison que ce fait a peu d'exemple ; du moins je ne connois aucun Lithotomiste qui ait fait mention d'une semblable bizarrerie. Cet événement eut d'autant plus lieu de me surprendre, qu'au moment de la taille les mammelles & tout le corps de cette femme me parurent si desséchés, que ce n'étoit plus que l'ensemble d'un squelette animé ; & alors qu'on m'écrivoit, trois jours après l'opération, le lait étoit si abondant, & elle en étoit à tel point incommodée, qu'on me demandoit instamment mon avis sur les moyens de l'en débarrasser. Le conseil que je donnai, fut de lui faire tirer du lait des deux seins plusieurs fois le jour, & d'appliquer immédiatement après une emplâtre d'onguent Populeum. Je crois qu'on le fit, ou du moins l'on m'écrivit peu de temps après, que la malade étoit débarrassée du lait qui l'avoit tant incommodée, & parfaitement guérie de son opération. Le lait s'étoit perdu peu à peu, de manière qu'elle n'en avoit abſolument plus le quinzième jour. La petite plaie de l'opération ſe trouva, au bout de ce même temps, ſi bien cicatriſée, qu'il n'en paroiſſoit plus le moindre veſtige; mais l'on ajoutoit qu'elle avoit de la peine à retenir ſes urines.

C'eſt ainſi que s'eſt terminée cette grande maladie. Je ne crois point, au reſte, qu'on ſoit tenté de mettre ſur le compte de l'opération, l'incontinence dont cette femme eſt affligée: l'on a vu que cet accident étoit établi longtemps avant cette époque. Je doute d'ailleurs beaucoup qu'on pût l'éviter, en rencontrant, comme ici, un gros volume de pierres & une veſſie auſſi malade, ſurtout étant bornés, comme nous ſommes malheureuſement, à employer une méthode qui attaque la veſſie par ſon iſſue. Conſolons-nous donc; nous jouirons, dans peu, de la ſatisfaction de voir publier une nouvelle méthode, qui préſervera les femmes d'un inconvénient auſſi capital. Elle eſt le fruit des recherches de l'Auteur du Lithotome caché. M. Baſeilhac ſon neveu, Maître en Chirurgie à Paris, l'a déjà annoncée & démontrée dans un Cours public d'opérations, à l'Ecole de

Médecine de Paris, en 1767. Je ſais d'ailleurs de bonne part, que l'Auteur de cette découverte a taillé, par cette méthode, vingt-quatre ſujets féminins, depuis l'âge de deux ans & demi juſqu'à celui de 64 : que tous, excepté deux qui ont péri long-temps après l'opération par des cauſes compliquées, ſont auſſi parfaitement guéris, ſans aucune ſuite d'infirmité, que ſi elles n'avoient jamais eu la pierre. Il manquoit encore à l'humanité & à la Chirurgie, cette nouvelle reſſource réciproque, pour faire jouir les deux ſexes également du privilège d'avoir tiré la Lithotomie de l'incertitude flottante de la diverſité d'opinions, dans laquelle elle croupiſſoit depuis ſon invention.

Cependant l'incontinence de la femme d'Iſenghien ſemble devenir de jour en jour plus légère, ſoit que la veſſie, débarraſſée du corps qui l'opprimoit, reprenne ſon reſſort, ou que les moyens que j'ai mis en uſage depuis que j'ai été informé de cet accident, aient opéré un effet ſalutaire. Parmi ces moyens, il n'y en a aucun qui m'aye mieux réuſſi, que l'eau Végétominérale du généreux M. Goulard. Je la fais prendre avec ſuccès intérieurement, & j'en fais, en même temps, faire des injections dans la vessie. C'est ainsi que je me suis conduit jusqu'à ce jour avec cette femme, & je ne désespère pas de la parfaite guérison de son incontinence d'urine, d'autant que l'attestation que je viens de recevoir de Mrs du Magistrat de l'endroit, & que je vais transcrire, semble l'annoncer.

» Nous grand Bailli, Bourguemaître » & Echevins du Bourg, Paroisse & Prin» cipauté d'Isenghien, déclarons & attes» tons à tous qu'il appartiendra, que le » vingt-huit du mois d'Août de la pré» sente année mil sept cent soxante-sept, » M. Chastanet, Maître en Chirurgie, » Lieutenant de M. le premier Chirur» gien du Roi, & Chirurgien-Aide-Ma» jor des Hôpitaux Royaux à Lille, a » fait à Isenghien l'opération de la taille » à la nommée Catherine de Bawère, » fille de feu François, âgée de vingt-six » ans ou environ, femme à Yvo Clement, » Cabaretier à l'enseigne de *Saint Sébas»tien* audit Isenghien : que par ladite » opération, ledit sieur Chastanet lui a » tiré de la vessie deux pierres, l'une du » poids de deux onces toute entière, & » la seconde pesant huit onces ; mais que » cette dernière s'étant brisée, l'Opérateur

» fut obligé de la tirer en plusieurs mor-
» ceaux ; ce qu'il exécuta avec autant de
» promptitude que de dextérité.

» En outre, que cette grande opération
» fut des plus heureuses, puisqu'elle mit
» fin, dans le même moment, aux dou-
» leurs les plus aiguës, & aux convulsions
» les plus redoutables, auxquelles cette
» pauvre femme étoit livrée depuis nom-
» bre d'années, & qui avoient mis sa vie
» dans le danger le plus prochain ; ensorte
» que par la belle manœuvre qu'employa
» l'Opérateur, il délivra non-seulement la
» malade de cette grosse masse de pierre,
» mais encore de toutes ses douleurs, au
» point qu'elle fut parfaitement guérie
» quinze jours après, ne lui restant ac-
» tuellement pour toute incommodité,
» qu'une légère perte de ses urines ; ac-
» cident auquel elle étoit néanmoins su-
» jette avant l'opération, & dont nous
» espérons que le temps, & les prudens
» avis & conseils de M. Chastanet, pro-
» cureront la fin.

» En foi de quoi nous avons fait dépê-
» cher le présent certificat sous le scel aux
» actes de notredite Principauté, & la si-
» gnature de notre Greffier, le vingt-quatre
» Décembre mil sept cent soixante-sept.

Signé, *Dujardin.*

N°. 30. Le 3 Septembre 1767, je taillai à la Nouvelle-Aventure, Fauxbourg Notre-Dame, le nommé Alexandre, âgé de huit ans, fils de M. Thierry, Marchand de Vin au Temple de la Paix, ſur la grande Place à Lille. Je fis par le neuvième degré d'écartement, l'extraction d'une pierre aſſez groſſe peſant deux dragmes & demie. Ce malade n'eut ni fièvre, ni aucune ſorte d'accident, & il fut parfaitement guéri à la fin du même mois.

J'ai eu pour conſeil dans cette opération, MM. Plancque, Chirurgien-Major des Hôpitaux Militaires, Hanguillard, Maître en Chirurgie; Dupont, Chirurgien en chef de l'Hôpital-Comteſſe, & Warocquier, Démonſtrateur Penſionné pour les Accouchemens. Ce dernier, aux ſoins de qui le malade étoit confié avant que je fuſſe demandé, m'a rapporté que l'excès des douleurs auxquelles le petit Thierry étoit fréquemment livré pour rendre quelques gouttes d'urine, ne pouvoit ſe concevoir; qu'il l'avoit ſouvent vû ſe rouler par terre, courir d'un endroit dans un autre, en faiſant des cris & des hurlemens capables de faire frémir les aſſiſtans, ſans que ni les bains, ni les calmans donnés à une très-forte doſe, fussent en état d'appaiser, ou même de diminuer la vivacité de ses maux.

N°. 31. Le 12 Septembre 1766, fut taillé à Courtray le nommé Jean Hansens, âgé de cinquante-deux ans, natif & habitant de la Paroisse de Bellegen. Il y avoit un temps infini que ce malade souffroit des douleurs de la pierre, qui augmentèrent si excessivement les deux dernières années, qu'enfin elles parvinrent à lui ôter non-seulement l'usage des membres, mais encore à en courber la direction, ensorte que ce malade se trouva perclus & impotent. Dans cet état il se fit transporter à Courtray, où, accompagné de sa femme, il loua une chambre, & appella à son secours M. Plancque, Chirurgien-Major de l'Hôpital Militaire de Lille, & moi pour conseil. Ce malade, depuis son séjour à Courtray, s'étoit mis entre les mains de M. Beck, Maître Chirurgien, qui lui avoit fait une sorte de préparation, de manière que M. Plancque l'opéra tout en arrivant. Il porta le Lithotome à 11 lignes d'écartement, & à la faveur de cette incision, il fit l'extraction de deux pierres ; la première du poids de deux onces & demie ; & la seconde d'une dragme. Le malade fut

fut non-seulement parfaitement guéri au bout de 25 jours, mais ses membres se sont à tel point redressés depuis sa guérison, qu'il jouit actuellement de la meilleure santé, sans mêlange d'aucune infirmité, marchant très-bien, & faisant toutes les fonctions du travail pénible de la campagne.

J'ai cru pouvoir faire mention de cette taille, quoique ce fût M. Plancque qui l'eût fait faire ; mais j'étois présent & demandé, & ce fut le Lithotome caché qui sauva la vie à ce malade.

Enfin, Monsieur, vous trouverez dans le compte que j'ai rendu de vos tailles & des miennes, toute l'exactitude qu'un homme d'honneur doit à la vérité ; je n'ai grossi ni vos écarts, ni mes succès, & je suis bien sûr, qu'au fond de votre cœur, vous me rendrez justice, comme je l'attends du Public impartial.

Je ne dirai plus qu'un mot, & je le dois pour la justification d'un confrère, & d'un ami injustement attaqué ; je ne suis pas le seul en butte à la calomnie & à la méchanceté. Ainsi, malgré tout ce que mes lettres contiennent de décisif contre la prétendue supériorité de la méthode que vous pratiquez, je n'espère pas pour cela, que vous reviendrez de vos erreurs : l'intérêt vous lie, & cela suffit. Mais je ne puis me dispenser de faire mention d'une piece bien forte, & qu'on peut nommer le contre-poison du dernier parallèle de M. le Cat, avec le Lithotome caché, (imprimé en Hollande 1766 :) cette piece peut porter ce titre avec d'autant plus de justice, que la prévention, la partialité, ni la rivalité, n'ont pu donner le change aux témoins oculaires. Voici maintenant ce qui y a donné occasion.

M. le Cat rapporte lui-même dans ce parallèle, qu'en 1755, dans les mois de Février & Mars, il se rendit à Paris, pour y provoquer des expériences de taille sur les cadavres, par un concours de tous les plus célèbres Lithotomistes qui composoient l'Académie Royale de Chirurgie; qu'il vous y invita, Monsieur, avec le sieur Bastide, Chirurgien-Major du Régiment de Royal-Dragons, tous les deux, comme ses plus affidés partisans; qu'en effet, vous fûtes l'un & l'autre présens à toutes les répétitions expérimentales qu'on y fit. Le sieur Bastide revint à Lille, sans doute avec vous, pour y joindre son Corps: ses rapports, & peut-être les vôtres, firent naître des contestations parmi les Chirurgiens-Majors de la garnison, & pluſieurs d'entre nos confrères, ſur la taille: pour terminer ces débats, & fixer la ſupériorité de celle des deux methodes, par le réſultat des effets du Lithotome caché d'une part, & des inſtruments inventés par M. le Cat, de l'autre; on prit jour pour faire les expériences ſuivantes: le ſieur Baſtide fraîchement enthouſiaſmé par le concours qui venoit de ſe faire quelques mois avant à Paris, d'ailleurs partiſan outré de M. le Cat, & de ſes œuvres, fut choiſi pour l'exécution de la méthode qu'il adoptoit; M. Planque & moi, pour celle du Lithotome caché: & voici le réſultat de ces expériences, il eſt conſigné dans la pièce dont je viens de parler, & que j'ai dit propre à ſervir d'antidote au parallèle de M. le Cat, liſez, & vous en jugerez.

Je ſouſſigné, Chirurgien-Major des Hopitaux Militaires de Lille, déclare avoir lu un livre ayant pour titre; *parallèle de la taille latérale de M. le Cat, avec celle du Lithotome caché, ſuivie de deux diſſertations, l'une ſur l'adhérence des pierres, & l'autre, ſur quelques moyens de briſer les pierres.*

J'ai été fort ſurpris de voir à la page 69 de ce parallèle, une note conçue en ces termes: *les partiſans du Frere avoue-*

roient que cet accident leur est souvent arrivé, s'ils étoient de bonne-foi. Le 1er Juillet 1750, M. Dagest, chirurgien-Major du Régiment de Bourbonnois, se proposant de démontrer les avantages du Lithotome caché à Messieurs Plancque, Tharanget, &c. Chirurgiens à Lille, fit à l'Hopital du premier, une taille sur le cadavre, avec cet instrument qui ouvrit totalement le fond postérieur de la vessie, de façon à y laisser entrer les intestins.

Pour faire connoître à M. le Cat, & à tous ses partisans, que je suis de bonne-foi, & reconnu pour tel; je certifie à tous ceux qu'il appartiendra, que je n'ai point vu tailler à Lille M. Dagest, Chirurgien-Major du Régiment de Bourbonnois le 1er Juillet 1750: puisque lui, ni son Régiment, n'y étoient pas pour lors. J'ai visité mon journal, où j'ai précisément trouvé que dans le mois de Juillet 1755, il se fit trois tailles sur des cadavres dans mon Hopital, dans lequel il y eut ce jour-là un concours de tous les Chirurgiens-Majors composants la Garnison de Lille, & de M. Taranget, Chirurgien-Major de la Citadelle qui y vint alors pour la seule & unique fois. M. Bastide, Chirurgien-Major de Royal-Dragons, opéra un des trois cadavres, à la méthode, & avec les inſtruments de M. le Cat; M. Chaſtanet, mon Aide-Major & moi, fimes chacun une opération, à la méthode, & avec le Lithotome caché du Frere Coſme : les parties opérées furent diſſéquées, & examinées avec le plus grand ſoin par l'aſſemblée, qui donna, d'une voix unanime, la préférence aux deux opérations faites avec le Lithotome caché.

Fait à Lille, ce 23 Mai 1766.

Signé *Plancque, Chirurgien-Major.*

Quoique cette aſſemblée ne fût pas academique, je me flatte que mes lecteurs, & vous-même Monſieur, y donneront le prix qu'elle mérite.

A la vue de toutes les conteſtations des agreſſeurs du Lithotome caché, je ne puis me refuſer à une réflexion toute naturelle, & auſſi frappante qu'extraordinaire : M. le Cat, votre Maître, ne ceſſe de publier dans ſon parallèle, qu'il a été l'ame du concours Lithotomique qui ſe fit à Paris; & il réclame à tout propos l'autorité de ce réſultat contre le Lithotome caché : mais il eſt bien étrange, & plus qu'étrange, que dans ce rapport académique publié par M. Louis, deux ans après les expériences; rapport où il eſt fait mention de l'eſſai de pluſieurs méthodes de tailler; il eſt étrange, dis-je, qu'il n'y ſoit pas plus queſtion des inſtruments de M. le Cat, de ſa méthode, pas même de ſon nom; (*a*) que ſi tout l'enſemble n'eût jamais exiſté. Oh qu'un tel ſilence eſt énergique! Eſt-il de proſcription d'inſtrumens & de méthode plus authentique?

Quoiqu'il en ſoit, Monſieur, il me vient une idée, en finiſſant ma Lettre, qui me paroît bien propre à terminer nos démêlés de taille. Permettez-moi, Monſieur, d'être préſent à vos opérations, j'en agirai de même de mon côté, & nous promettons parole d'honneur & de Chirurgiens, vraiment attachés au bien de l'humanité, d'embraſſer l'un & l'autre la méthode à laquelle nos obſervations communes aſſureront la préférence. Seriez-vous capable de ce trait de franchiſe? J'y ſuis diſpoſé du meilleur de mon cœur. Sinon prenez, croyez-moi, le parti de vous taire. Plus de menées ſourdes, plus de fauſſes démarches, & ſur-tout plus de petites Lettres honteuſes qui vous deshonorent ſans m'effleurer. Coupez, taillez,

(*a*) Ce ſilence de l'Académie fait écrier M. le Cat, (page 147 de ſon parallèle) faut-il brûler le Temple d'Ephèſe pour être inſcrit dans l'hiſtoire? Non, mais il faut produire de bonnes choſes, & ne pas attaquer la réputation du prochain.

estropiez, tuez dans les ténèbres & dans le silence, & vous ne trouverez plus en moi ni contradicteur ni critique. Aussi-bien j'en ai trop dit pour ceux qui veulent bien être désabusés, & je n'en dirois jamais assez pour ceux qui se plaisent à ne point vouloir l'être.

J'ai l'honneur d'être, &c. &c. &c.

FIN.

www.ingramcontent.com/pod-product-compliance
Ingram Content Group UK Ltd.
Pitfield, Milton Keynes, MK11 3LW, UK
UKHW021140260726
13994UKWH00001B/227